Barbara Giel

Sprach- und Kommunikationsförderung bei Kindern und Jugendlichen mit Trisomie 21

Ein Ratgeber für Eltern, Angehörige sowie Fachkräfte aus Pädagogik, Therapie und Medizin

RATGEBER

für Angehörige, Betroffene und Fachleute

Barbara Giel

Sprach- und Kommunikationsförderung bei Kindern und Jugendlichen mit Trisomie 21

Ein Ratgeber für Eltern, Angehörige sowie Fachkräfte aus Pädagogik, Therapie und Medizin

Bibliografische Information der Deutschen Bibliothek
Die Deutsche Bibliothek verzeichnet diese Publikation in der Deutschen Nationalbibliografie; detaillierte bibliografische Daten sind im Internet über http://dnb.ddb.de abrufbar.

3., vollständig überarbeitete Auflage 2024
2., geringfügig überarbeitete Auflage 2015
1. Auflage 2012
ISBN 978-3-8248-1338-4 (Vorauflage ISBN 978-3-8248-0876-2)
eISBN 978-3-8248-9887-9 (Vorauflage 978-3-8248-0903-5)

Mollweg 2, D-65510 Idstein
Vertretungsberechtigte Geschäftsführer:
Dr. Ullrich Schulz-Kirchner, Martina Schulz-Kirchner
Titelfoto: © Marsha Glauch
Lektorat: Doris Zimmermann
Umschlagentwurf und Layout: Petra Jeck, Susanne Koch
Druck und Bindung: Plump Druck & Medien, Rolandsecker Weg 33, 53619 Rheinbreitbach
Printed in Germany

Inhalt

| Vorwort zur Reihe

Die „Ratgeber für Angehörige, Betroffene und Fachleute" vermitteln kurz und prägnant grundlegende Kenntnisse (auf wissenschaftlicher Basis) und Hilfestellungen zu ausgewählten Themen aus den Bereichen Sprachtherapie, Ergotherapie und Medizin. Die Autor:innen der Reihe sind ausgewiesene Fachleute, die seit vielen Jahren in der Therapie, in der Beratung und in der Aus- und Weiterbildung tätig sind.

Wenn ein Kind mit Trisomie 21 auf die Welt kommt, ist es schwierig vorherzusagen, wie sich sein Sprach- und Kommunikationserwerb vollziehen wird: Zu unterschiedlich sind die Entwicklungsvoraussetzungen, die das Kind mitbringt. Gerade deshalb ist es wichtig, von Anfang an die Sprach- und Kommunikationsfähigkeiten so zu fördern, dass unter den gegebenen Bedingungen die bestmöglichen Entwicklungschancen bestehen. Mit ihrer langjährigen Erfahrung in der frühen Sprach- und Kommunikationsförderung beantwortet die Autorin viele Fragen, die sich Eltern von Kindern mit Trisomie 21 stellen, und gibt praxisnahe Tipps und Hilfen zur Unterstützung der Sprachentwicklung. Ohne dogmatische Festlegung auf bestimmte Methoden oder Konzepte schildert sie die gesamte Bandbreite dessen, was als Hilfestellung funktionieren kann, und die Notwendigkeit, daraus das jeweils auf das Kind zugeschnittene Angebot auszuwählen. Dabei werden allgemeine Sprachförderprinzipien ebenso erläutert wie der Einsatz von Gebärden oder frühem Lesen oder Fragen zur Nahrungsaufnahme und Mundmotorik. Außerdem erhalten Eltern und Förderteam-Mitglieder wertvolle Hinweise zur multiprofessionellen Zusammenarbeit und auf zusätzliche Informationsquellen.
Der Autorin gelingt ein sehr einfühlsamer Überblick über die Möglichkeiten und Perspektiven, die sich durch eine frühe und gezielte Förderung ergeben, ohne die vorhandenen Entwicklungsgrenzen und Alltagsprobleme zu verschweigen. Ziel ist dabei immer, dem Kind die größtmöglichen Kommunikationswege zu eröffnen: Dieser Ratgeber möchte Eltern und andere Partner im Unterstützungsnetzwerk des Kindes ermutigen, sich neugierig und anregend auf das Abenteuer Spracherwerb bei ihrem Down-Syndrom-Kind einzulassen.

Dr. Claudia Iven
Herausgeberin

| Einleitung

„Es braucht ein ganzes Dorf, um ein Kind aufzuziehen.“
(Afrikanisches Sprichwort)

Dieser Ratgeber richtet sich an alle Menschen, die mit Kindern oder Jugendlichen mit Trisomie 21 leben oder arbeiten und mit ihnen Zeit verbringen.
Eltern, Großeltern, Geschwister, Fachkräfte aus Therapie, Pädagogik und Medizin stehen vor der Herausforderung, mit Kindern oder Jugendlichen zu sprechen, die oftmals ihre ganz eigene Art der Kommunikation haben.
Manche sprechen sehr unverständlich und verwaschen, andere wiederum sprechen nur in kurzen Äußerungen. Dann gibt es auch Kinder und Jugendliche mit Trisomie 21, die gar nicht mit Lautsprache kommunizieren, wiederum andere sprechen in komplexen Satzstrukturen. Die Unterschiede in der Sprachentwicklung bei Kindern mit Trisomie 21 sind groß: Viele Kinder durchlaufen nahezu die gleiche Sprachentwicklung wie typische Kinder, nur zeitlich stark verzögert. Viele Kinder zeigen eine Verzögerung der Sprachentwicklung von ca. zwei Jahren, sodass die ersten Wörter in einem Alter von gut drei Jahren gesprochen werden. Es gibt aber auch Kinder, die früher ihre ersten Wörter sprechen und andere, die bei Schuleintritt noch gar keine Lautsprache verwenden. Die meisten Menschen mit Trisomie 21 sprechen ihre ersten Wörter zwischen dem ersten und dem sechsten Lebensjahr, wobei die ersten 50 Wörter meist im Alter zwischen dreieinhalb und sechs Jahren gesprochen werden. Dies sind Durchschnittswerte aus Forschungsstudien, sodass es sein kann, dass Ihr Kind eine andere Entwicklung zeigt.
Auch wenn die Lautsprache in unserer Gesellschaft einen hohen Stellenwert hat, ist es umso wichtiger zu verstehen, dass Kinder und Jugendliche auch etwas zu „sagen“ haben, wenn sie (noch) nicht sprechen. Die Aufgabe von (früher) Sprachförderung muss es daher sein, alle Kommunikationskanäle zu nutzen, damit Kinder ihre Bedürfnisse, ihre Wünsche, ihre Freude, ihren Ärger, ihre Schmerzen etc. äußern können. Eine frühe und stetige Unterstützung der Kommunikations- und Sprachentwicklung ist deshalb unumgänglich.
Seit der Erstveröffentlichung dieses Ratgebers sind nun 13 Jahre vergangen. In dieser Zeit ist das Therapieangebot für Kinder und Jugendliche mit Trisomie 21 stetig gestiegen. Dank vieler Elternnetzwerke und Selbsthilfegruppen, die selbstverständlich verschiedene Social-Media-Kanäle nutzen, ist die Bekanntheit von Therapiemethoden wie „Frühes Lesen“ und „Lautsprachunterstützende Gebärden“ rasant gestiegen. Immer mehr Therapiezentren haben sich auf Kinder und Jugendliche mit Trisomie 21 spezialisiert und auf Instagram-Kanälen können Eltern Therapiesitzungen verfolgen. Das große Angebot und die Medienpräsenz können jedoch auch zu Überforderung führen, da unserer Erfahrung

nach nicht selten der „rote Faden“ in der Förderung fehlt, die Förderziele nicht klar formuliert und überprüft werden. In dem Ratgeber werden die wichtigsten Förder- und Therapiemethoden praxisnah erklärt und es wird aufgezeigt, wie bedeutsam die transdisziplinäre Zusammenarbeit ist, damit die Kinder durch möglichst viele Wiederholungen ein und desselben Ziels möglichst schnell Entwicklungsfortschritte erzielen.
Die Förderung von Kindern und Jugendlichen mit Trisomie 21 sollte unbedingt in der interdisziplinären Zusammenarbeit zwischen Kinder-, HNO-Arzt/-Ärztin, Erzieher:innen/Lehrer:innen, Therapeut:innen und Eltern an jährlich wiederkehrenden Runden Tischen abgestimmt und koordiniert werden. Das Konzept der Moderierten Runden Tische (MoRTi) haben wir dazu entwickelt und es wird ebenfalls vorgestellt.
Die selbstständige Teilnahme am gesellschaftlichen Leben mit so viel Unabhängigkeit wie möglich ist das oberste Ziel von Erziehung, Förderung und Therapie. Soziale Netzwerke und möglichst viel Teilhabe an ganz „normalen“ Aktivitäten (Krabbelgruppe, Musikalische Früherziehung, Kinderturnen, Schwimmverein etc.) sind ein Weg dorthin.
Denken Sie bei allen Handlungen, Aktivitäten und Anforderungen immer daran, dass viele Menschen mit Trisomie 21 einerseits längere Reaktionszeiten haben und andererseits viele Wiederholungen brauchen, um Dinge abzuspeichern. Für neurotypische Menschen hat dies auch einen Vorteil: Entschleunigung.
„Es braucht ein ganzes Dorf, um ein Kind großzuziehen“ heißt das afrikanische Sprichwort und übertragen auf die Sprach- und Kommunikationsförderung von Kindern und Jugendlichen mit Trisomie 21 heißt dies, dass nur in der Zusammenarbeit von Eltern, Kita, Schule und Therapeut:innen eine optimale Förderung mit möglichst vielen Wiederholungen möglich ist.
Entwicklung kann man nicht erzwingen, aber wir können gute Bedingungen für Sprachentwicklung und barrierefreie Kommunikation schaffen.
In diesem Sinn wünsche ich Ihnen viel Freude, Kreativität, Geduld und auch Humor bei der Begleitung von Kindern und Jugendlichen mit Trisomie 21. Leben Sie „Normalität“, die Anderen sind auch besonders – nur anders.

Barbara Giel

Mein besonderer Dank gilt allen Kindern, Jugendlichen und Erwachsenen mit Trisomie 21 und anderen genetischen Syndromen sowie deren Eltern/Bezugspersonen, die mir in den letzten Jahrzehnten beigebracht haben, Sprachtherapie langsam und kreativ zu gestalten.
Meinen Kolleginnen und Kollegen aus dem Zentrum für Sprachtherapie ZfS (GmbH) in Moers und dem Zentrum für Unterstützte Kommunikation ZUK (gGmbH), insbesondere Frau Dr. Andrea Liehs, Uta Hellrung und Herrn Prof. Dr. Volker Maihack, danke ich für den fachlichen Austausch, die konstruktive Kritik und das gemeinsame Engagement.

| Hören und andere Voraussetzungen für Sprache, Sprechen und Kommunikation

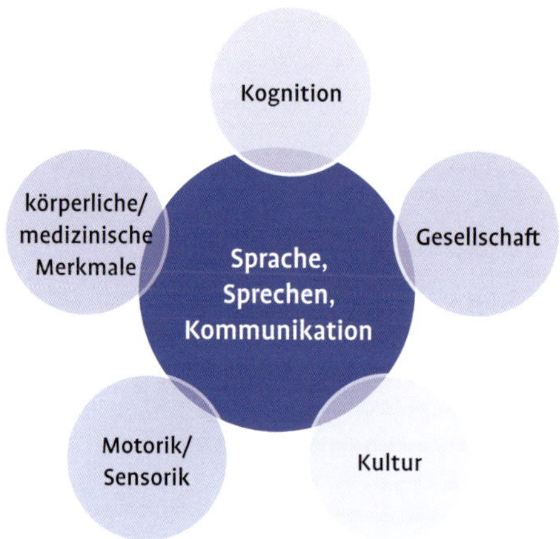

Sprache, Sprechen, Kommunikation und ihre Bedingungsfaktoren

Sprache, Sprechen und Kommunizieren können nicht losgelöst von anderen Bedingungsfaktoren und Fähigkeiten gesehen werden. Wie die Abbildung zeigt, beeinflussen körperliche/medizinische Merkmale, die Kognition, die Motorik/Sensorik und auch gesellschaftliche/soziale sowie kulturelle Aspekte die Sprach- und Kommunikationsentwicklung des Kindes. Bei Kindern mit Trisomie 21 sind in der Regel die Kognition, die körperlichen Merkmale sowie die Motorik/Sensorik verändert, sodass diese Bedingungsfaktoren in unterschiedlicher Weise die Sprachentwicklung beeinflussen können.

Ausführungen zur Kognition finden Sie im Kapitel *„Kognition bei Kindern mit Trisomie 21"*. Dort finden Sie auch Tipps zur Lernförderung, die Kindern und Jugendlichen mit Trisomie 21 das Aufnehmen, Abspeichern und Abrufen von Sprache erleichtern sollen.

Bei Kindern mit Trisomie 21 gibt es eine Vielzahl an körperlichen und medizinischen Merkmalen, die auftreten **können**, aber selbstverständlich nicht auftreten **müssen.** Es sollte immer beachtet werden, ob ein Kind mit Trisomie 21 „gesund" oder mit einer „Erkrankung" geboren wurde. Wurde beispielsweise ein Kind mit einem Herzfehler geboren, hat es besondere Ausgangsbedingungen und es kann in den ersten Wochen und Monaten nur gering belastbar sein. Dies kann indirekt Einfluss auf die Sprachentwicklung haben, da diese Kinder viele Lernerfahrungen erst zu einem späteren Zeitpunkt machen können, sodass sich dadurch die Sprachentwicklung verzögert. Herzerkrankungen können auch Einfluss auf die Körperspannung haben, sodass diese Kinder eher einen hypotonen (schlaffen) Körpertonus haben können.

Bei den körperlichen und medizinischen Merkmalen haben vor allem die **Hörbeeinträchtigungen** Einfluss auf die Sprachentwicklung, sodass diese im Folgenden näher dargestellt werden.

Ob und in welcher Weise die Auffälligkeiten im **Mund-/Gesichtsbereich** (orofaziale Dysfunktionen) auch einen Einfluss auf den Spracherwerb haben, wird von der Fachwelt unterschiedlich diskutiert. Im Kapitel *„Nahrungsaufnahme, Mundatmung & Co“* wird ausführlich auf die möglichen Besonderheiten bei Kindern mit Trisomie 21 eingegangen.

Hörbeeinträchtigungen bei Kindern mit Trisomie 21

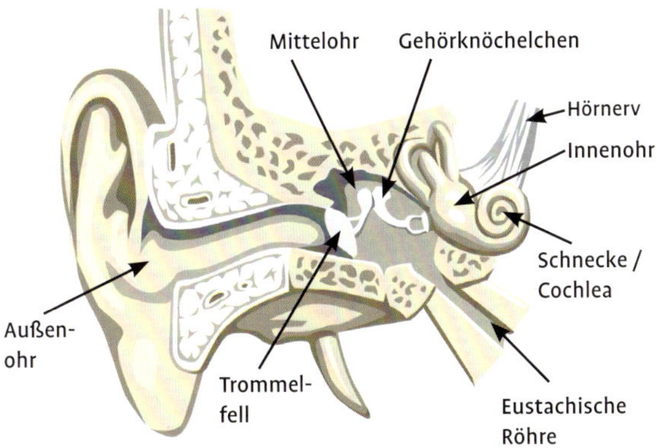

Aufbau des Ohres

Hören ist eine der wichtigsten Voraussetzungen für den Lautspracherwerb. Bei Kindern mit Trisomie 21 können angeborene Hörstörungen (Innenohrschwerhörigkeit) und auch erworbene Hörstörungen (Schallleitungsstörungen) auftreten. Das Ohr wird regelmäßig durch eine kleine Röhre (Eustachische Röhre) zwischen Nasen-Rachen-Raum und Ohr belüftet. Einige Kinder mit Trisomie 21 haben enge Gehörgänge und auch die Eustachische Röhre kann enger sein. Bei Kindern mit Trisomie 21 kann es dazu kommen, dass schon sehr früh, z. B. kurz nach der Geburt, Mittelohrentzündungen auftreten. Dabei werden häufig Sekrete hinter dem Trommelfell abgelagert, was in der Regel Ohrenschmerzen verursacht. Da viele Kinder mit Trisomie 21 jedoch ein reduziertes Schmerzempfinden (Hypästhesie) haben, melden sie sich bei Ohrenschmerzen nicht, und es kann sich Sekret hinter dem Trommelfell ansammeln. Ist dieses Sekret lange dort, empfangen die Kinder die Höreindrücke „gedämpft“ und es besteht die Gefahr der Entstehung einer Hörstörung (Schallleitungsstörung). Der Schall gelangt nur noch wie durch eine dicke Watteschicht an die zentralen Hörnerven im Innenohr, die die Schallreize zur Verarbeitung an das Gehirn weiterleiten.

Normales Hörvermögen

Das menschliche Ohr wird in drei Teile unterteilt: Außenohr, Mittelohr und Innenohr. Sprache, Geräusche oder auch Musik erzeugen Schall. Diese Schallwellen treffen auf das „Außenohr", d.h. auf die Ohrmuschel und den äußeren Gehörgang, und versetzen das Trommelfell, das sich am Ende des Gehörganges befindet, in Schwingungen. Das Trommelfell beginnt nun zu schwingen, sodass die Schallwellen über die im Mittelohr liegenden kleinen Gehörknöchelchen (Hammer, Amboss, Steigbügel) an das Innenohr weitergeleitet werden. Das Mittelohr ist mit dem Nasen-Rachen-Raum durch die Eustachische Röhre verbunden. Jedes Mal wenn wir schlucken, öffnet sich diese Röhre kurz und erzeugt einen Druckausgleich im Mittelohr. Dies ist wichtig, damit das Trommelfell frei schwingen kann. Die Gehörknöchelchen bilden über Gelenke eine Kette und sind an einem Ende mit dem Innenohr (ovales Fenster) verbunden. Wenn Störungen in diesem Bereich auftreten, spricht man von **„Schallleitungsstörung"**.

Das Innenohr hat die Form einer Schnecke und ist mit Flüssigkeit gefüllt. Durch die Bewegungen des ovalen Fensters am Eingang des Innenohrs entstehen Wellenbewegungen. Diese Wellenbewegungen werden von Sinneszellen/Haarzellen als Nervenimpulse/elektrische Signale durch den Hörnerv an das Gehirn zur Verarbeitung weitergeleitet. Im Gehirn werden diese Nervenimpulse Geräuschen, Sprache oder Klängen zugeordnet. Auch wenn es schwer vorstellbar ist, die Unterscheidung zwischen einem quietschenden Autoreifen und einem Wort mit Bedeutung nimmt aber nicht das Ohr, sondern das Gehirn vor. Es entscheidet, ob das Schallereignis, was mich hinhören lässt, Krach oder Sprache ist und welches Wort gemeint ist (Hose/Rose/Dose/Soße). Ist der Weg von der Geräuschquelle zum Empfänger Gehirn durch ein Sekret verstopft, ist diese Unterscheidung behindert und schwer möglich.

Wir hören verschiedene Tonhöhen, die in Hertz (Hz) gemessen werden. Lautstärke wird in Dezibel (dB) gemessen. Tonhöhen werden in Frequenzen beschrieben. Menschen können in einem Frequenzbereich von ca. 20 Hz – 20.000 Hz hören. Sprechlaute liegen in verschiedenen Frequenzen. Insbesondere die sogenannten Zischlaute /s, sch, ch, f/ liegen in hohen Frequenzbereichen von ca. 4.000 – 6.000 Hz.

Störungen im Mittelohrbereich werden als *Schallleitungsstörungen* bezeichnet, Störungen im Innenohr als *Schallempfindungsstörungen* oder auch als Innenohrschwerhörigkeit. Probleme der Hörverarbeitung im Gehirn nennt man *zentrale Hörstörung*.

Hilfen bei Mittelohrentzündungen und bei Hörbeeinträchtigungen

Bei den ersten Anzeichen einer Mittelohrentzündung oder gar von Hörproblemen ist unbedingt der/die Hals-Nasen-Ohren-Arzt/Ärztin, ein/eine Pädaudiolog:in oder ein/eine Phoniater:in aufzusuchen. Aufgrund der häufig reduzierten Schmerzempfindung von Kindern mit Trisomie 21 kann es auch sein, dass das Kind keine Schmerzen anzeigt, sondern sich lediglich öfter ans Ohr fasst. Der/Die HNO-Arzt/Ärztin untersucht das Kind und entscheidet, ob eine medikamentöse Behandlung ausreicht oder ob andere medizinische Schritte eingeleitet werden müssen. Bei Ansammlung von Flüssigkeiten hinter dem Trommelfell kann eine sogenannte Parazentese durchgeführt werden, bei der durch einen Schnitt ins Trommelfell ermöglicht wird, dass Sekret abfließen kann. Ist dieser Schritt aus medizinischer Sicht nicht ausreichend, wird zur Verbesserung der Belüftung des Ohrs und zum Abfließen des Sekrets in einer OP unter kurzer Narkose ein sogenanntes Paukenröhrchen eingesetzt. Diese Paukenröhrchen bleiben so lange im Trommelfell, bis sie von alleine herausfallen. Sie garantieren, dass das Ohr ständig ausreichend belüftet wird. In der Regel müssen die Paukenröhrchen von Zeit zu Zeit erneuert werden. Beim Schwimmen müssen die Kinder besondere Ohrstöpsel tragen, damit kein Wasser hinter das Trommelfell gerät. Besteht jedoch schon eine schwere Schallleitungsstörung, benötigt das Kind Hörgeräte, damit es ungehindert die Lautsprache erwerben kann.

Darüber hinaus sind einige Kinder mit Trisomie 21 häufiger als typische Kinder erkältet und sie neigen dann neben den Mittelohrentzündungen auch zu Mandelentzündungen (Tonsillitis) und zu Polypenbildung (Adenoide) im Nasen-Rachenraum.
Beides führt dazu, dass die Kinder und Jugendlichen dann nicht mehr durch die Nase atmen können, sondern durch den Mund atmen müssen. Dadurch wird aber die Luft nicht mehr angewärmt und angefeuchtet und dies begünstigt wiederum Erkältungskrankheiten. Hier besteht ein Teufelskreis (s. auch Kapitel „*Nahrungsaufnahme, Mundatmung & Co*“).

Es ist sinnvoll, das Kind routinemäßig ca. alle halbe Jahre beim HNO-Arzt vorzustellen, um eine Hörstörung zu vermeiden.

LITERATURTIPP

Broschüren des DS-InfoCenters:

Infobroschüre DS-Gesundheits-Check:
https://www.ds-infocenter.de/produkt/ds-gesundheits-check/

Infobroschüre Medizinische Aspekte bei Down-Syndrom
https://www.ds-infocenter.de/produkt/medizinische-aspekte-bei-down-syndrom/

Mein Gesundheitsbuch
(https://www.ds-infocenter.de/produkt/mein-gesundheitsbuch/)

| Spracherwerb bei Kindern mit Trisomie 21: Sprache ist mehr als Sprechen

Die Sprachentwicklung von Kindern ist ein Wunder: Kinder lernen in der Regel in den ersten Lebensjahren ganz automatisch, sich mithilfe von Wörtern und später von Sätzen verständlich auszudrücken. Von den ersten Lauten bis hin zu komplexen Sätzen ist es jedoch ein weiter Weg.

Wie in der Abbildung dargestellt, unterscheidet man vier Sprachebenen, die Kinder erlernen, um kompetente Sprecher zu werden. Diese Sprachebenen (Aussprache, Wortschatz, Grammatik, Kommunikation) werden nicht nacheinander erlernt, sondern greifen ineinander. Im Folgenden werden diese Sprachebenen und ihre möglichen Störungen kurz beschrieben.

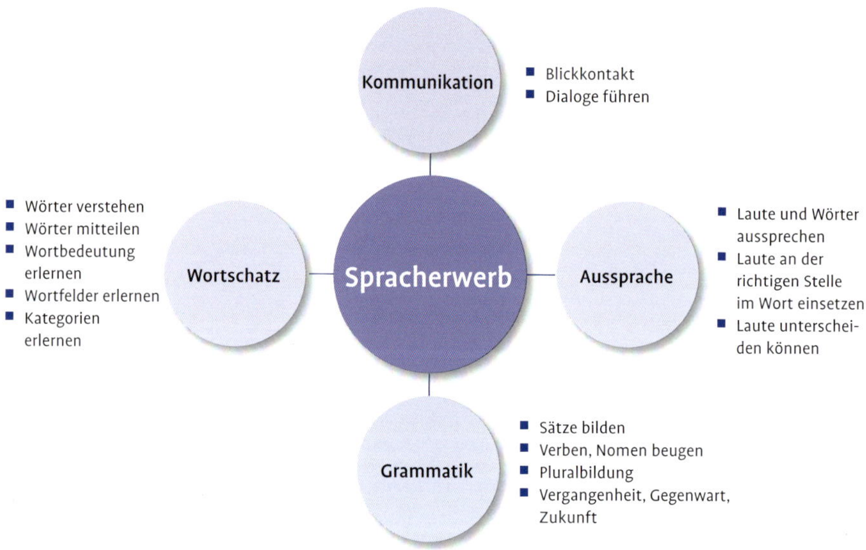
Kommunikation
Blickkontakt
Dialoge führen
Wörter verstehen
Wörter mitteilen
Wortbedeutung erlernen
Wortfelder erlernen
Kategorien erlernen
Wortschatz
Spracherwerb
Aussprache
Laute und Wörter aussprechen
Laute an der richtigen Stelle im Wort einsetzen
Laute unterscheiden können
Grammatik
Sätze bilden
Verben, Nomen beugen
Pluralbildung
Vergangenheit, Gegenwart, Zukunft

Sprachebenen und Spracherwerb

Sprachtherapie und Sprachförderung

Kinder mit Trisomie 21 benötigen zur Unterstützung ihrer Sprachentwicklung sowohl Sprachtherapie als auch Sprachförderung. Sprachförderung ist der Oberbegriff für alle unspezifischen Förderungen, die die Bezugspersonen (Eltern, Großeltern, Erzieher:innen etc.) durchführen, um das Kind in seiner Sprachentwicklung zu begleiten. Dazu zählen das Vorlesen und Betrachten von Bilderbüchern, das gemeinsame Singen, Reime sprechen, Verse klatschen, Zuhören, Fragen stellen etc. In Kindertagespflege und in Kindertagesstätten findet Sprachförderung häufig in der Gruppe statt.

Die Erzieher:innen haben dazu meist umfassende Fort- und Weiterbildungen besucht. Da bei Kindern mit Trisomie 21 eine Sprachentwicklungsstörung (SES) besteht und häufig auch Probleme in der Mundmotorik (orofaziale Dysfunktion) auftreten, ist eine Sprachtherapie zur Diagnostik und zur spezifischen Förderung unumgänglich. Sprachtherapie ist ein gesetzlich verankertes Heilmittel, welches nach einer ärztlichen Untersuchung von Kinder- oder Hals-Nasen-Ohren-Ärzt:innen verordnet wird. Bei einer möglichst frühen Vorstellung bei Sprachtherapeut:innen wird – auch bei Kindern, die noch nicht sprechen – der aktuelle Sprachentwicklungsstand erhoben. Danach können in der Elternberatung hilfreiche Fördermaßnahmen besprochen und aufgezeigt werden. Je nach Ergebnis der Diagnostik wird entschieden, ob eine Sprachförderung durch die Eltern und Erzieher:innen ausreicht oder ob eine begleitende Sprachtherapie notwendig ist (vgl. Kapitel „*Der Weg zur Sprachtherapie*“).

LITERATURTIPP

Hellrung, U. (2019): Sprachentwicklung und Sprachförderung in der Kita. Herder Verlag.
Deutsche Gesellschaft für Sprachheilpädagogik: Broschüre: Sprachliche Bildung und Sprachförderung in der Kita. https://www.dgs-ev.de/fileadmin/Broschueren_zur_Sprachfoerderung/Sprachliche_Bildung_und_Sprachfoerderung_in_der_Kita.pdf

Aussprache

Die Aussprache, also das Produzieren von Sprachlauten, ist die Voraussetzung dafür, dass wir Wörter verständlich artikulieren können. Kinder erlernen in den ersten Lebensjahren die verschiedenen Sprachlaute ihrer Muttersprache nach einer bestimmten Erwerbsabfolge, also Laut für Laut. Neben den einzelnen Sprachlauten lernen sie auch, nach welchen Regeln die Laute in einem Wort eingesetzt werden.

Aussprachestörung

Viele Kinder mit Trisomie 21 haben eine unverständliche oder auch verwaschene Aussprache, Fachleute sprechen dann von einer phonetisch-phonologischen Aussprachestörung. Früher wurde dafür auch der Begriff Dyslalie verwendet.

Aussprachestörungen können unterschiedliche Gründe haben, z. B.:

- Das Kind kann noch nicht alle Sprachlaute bilden.
- Das Kind hat noch nicht alle Sprachregeln erlernt, z. B. wann welcher Laut verwendet wird.
- Das Kind hat eine sogenannte verbale Entwicklungsdyspraxie (s. Kapitel „*Stottern, Poltern, Mutismus, Stimmstörungen und Verbale Entwicklungsdyspraxie*“).
- Das Kind hat eine Hörstörung.
- Dem Kind fehlt es an „Sprechübung“.
- Eine Zahn- oder Kieferfehlstellung ist so stark ausgeprägt, dass bestimmte Sprachlaute (z. B. /s/ oder /sch/) nicht korrekt gebildet werden können.

Sprachtherapie bei Aussprachestörung

In der Sprachtherapie wird in der Diagnostik der Mund-Gesichtsbereich untersucht und ein Ausprachetest durchgeführt. Das sogenannte Sprachlautinventar der deutschen Sprache wird überprüft, d. h. welche Sprachlaute (Phone) das Kind in welcher Position im Wort bereits bilden kann. Auch die sogenannten Sprachlautregeln (phonologische Regeln) werden überprüft. Dazu stehen Sprachtherapeut:innen verschiedene Tests zur Verfügung. Je nach Ergebnis der Aussprachediagnostik werden dann einzelne Laute geübt und gefestigt. Außerdem können auch die phonologischen Regeln der Laut-Verwendung Gegenstand der Therapie sein.

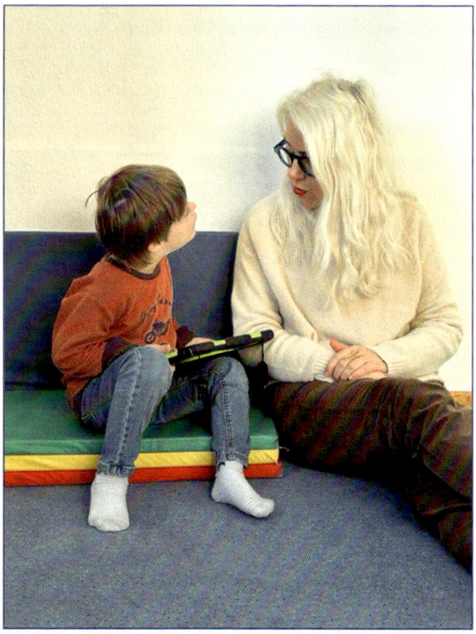

Aussprachetherapie mit Tablet

Wenn das Ziel der Sprachtherapie die Verbesserung der Aussprache ist, so werden häufig „klassische“ Methoden aus der Sprachtherapie angewendet, wie beispielsweise die Artikulationstherapie in Anlehnung an van Riper und die Minimalpaartherapie. Als hilfreich hat es sich erwiesen, dem Kind sehr viele Wiederholungen des zu lernenden Lautes in verschiedenen Übungen und Spielen zu ermöglichen. In der Aussprachetherapie werden bei Kindern mit Trisomie 21 Lautzeichen und die Buchstaben für den zu übenden Laut als visuelle Lernhilfen eingesetzt.

Als ganzheitlicher Ansatz wirkt sich häufig auch das „Frühe Lesen“ positiv auf die Aussprache aus, da die Kinder dort eine visuelle

Unterstützung haben und die Wörter häufig wiederholen (s. Kapitel „*Sprachförderung durch Literacy und ‚Frühes Lesen'*").

Sprachförderung bei Aussprachestörungen

Das **korrektive Feedback** können alle Erwachsenen anwenden, damit das Kind möglichst häufig die richtige Aussprache hört und zum Sprechen angeregt wird. Beim korrektiven Feedback wird das Kind nicht direkt verbessert oder gar zum Nachsprechen des Wortes aufgefordert, sondern die Kommunikationspartner:innen wiederholen das korrigierte Wort in einem passenden Zusammenhang.

BEISPIEL

Kind: „ato putt"
Erzieherin „Auto kaputt" oder „Das Auto ist kaputt!"

Auch der Einsatz von sogenannten Lautzeichen ist sinnvoll. In der Logopädie wird für jeden Laut, der erarbeitet wird, ein Lautzeichen – das sind meistens Handbewegungen, die den Laut verdeutlichen – eingeführt. Die Lautzeichen können dem Kind auch im Alltag als Erinnerungshilfe für den richtigen Laut vorgemacht werden. Damit die Kinder und Jugendlichen möglichst viel Wiederholung und Übung erfahren, sollte der/die Sprachtherapeut:in eng mit Kita, Schule und Elternhaus zusammenarbeiten. Nur so können die Kinder auch im Alltag an den „richtigen" Laut, an dem gerade gearbeitet wird, erinnert werden.

Wortschatz und Sprachverständnis

Der Wortschatz, in der Fachsprache Lexikon genannt, steht im Zentrum der Sprachentwicklung.
Alle Kinder, auch Kinder mit Trisomie 21, haben lange bevor sie Wörter aussprechen können einen unterschiedlich großen passiven Wortschatz. Dies bedeutet, dass die Kinder Wörter verstehen, sie aber noch nicht sprechen können. Der passive Wortschatz ist bei allen Kindern, auch bei Kindern mit Trisomie 21, immer größer als der aktive Wortschatz, also als das, was sie mündlich oder mit Gebärden mitteilen können.
Kinder erlernen jedoch nicht einfach Wörter, sondern sie erlernen vor allem das, was das Wort bedeuten soll. Diese Wortbedeutung (in der Fachsprache: Semantik) erlernen sie meist durch Handlungen und Spielen. Einige Kinder mit Trisomie 21 spielen jedoch

weniger eigenaktiv, deshalb sollten sie auch aus Gründen des Wortschatzaufbaus zum Spielen angeregt werden.
Da wir unzählige Wörter erlernen können, brauchen wir im Gehirn ein System zur Organisation und Strukturierung dieser Wörter. Wörter müssen gespeichert, abgerufen und einer bestimmten Wortform zugeordnet werden. Sogenannte Kategorisierungen helfen, die Wörter in verschiedenen „Schubladen" abzulegen, damit der Zugriff auf diese Wörter schnell gelingt.

Die Entwicklung von Wortschatz und Wortbedeutung bei Kindern mit Trisomie 21

Die Wortschatzentwicklung ist bei Kindern mit Trisomie 21 verlangsamt. Sie sprechen in der Regel ihre ersten Wörter im dritten Lebensjahr. Es gibt aber auch Kinder, die ihre ersten Wörter früher sprechen, und Kinder, die kaum Lautsprache verwenden. Die meisten Menschen mit Trisomie 21 sprechen ihre ersten Wörter zwischen dem ersten und dem sechsten Jahr, wobei die ersten 50 Wörter zwischen dreieinhalb und sechs Jahren gesprochen werden. Dies sind Durchschnittswerte aus Forschungsstudien, möglicherweise zeigt Ihr Kind eine andere Entwicklung.

Der Erwerb von sogenannten Inhaltswörtern (Nomen, Verben, Adjektiven) fällt Kindern und Jugendlichen mit Trisomie 21 leichter als der Erwerb von sogenannten Funktionswörtern (z. B. Artikel: der, die, das; oder Präpositionen wie: auf, unter, neben), die eine unspezifische Bedeutung haben und für Kinder mit Trisomie 21 daher abstrakt sind.
Kinder mit Trisomie 21 haben Probleme, den erlernten Wortschatz (Aufbau von Wortfeldern, Aufbau von Kategorien/semantischen Relationen/Hierarchien) sinnvoll zu strukturieren. Damit sie Wörter abspeichern und später auch wieder abrufen können, brauchen sie Unterstützung beim Aufbau ihres Lexikons. Durch das Aufzeigen von Kategorien bzw. sogenannter semantischer Hierarchien (*Oberbegriffe:* z. B. Fahrzeuge; *Unterbegriffe:* z. B. Traktor; *Gegensätze:* z. B. groß – klein; *semantische Felder:* z. B. Feuerwehr) können Kinder mit Trisomie 21 Wortfelder „leichter" erlernen. Alle Wörter mit Alltagsbezug sind für die Kinder und Jugendlichen wesentlich leichter zu erlernen als abstrakte Wörter, die nicht sinnlich wahrnehmbar sind.

Darüber hinaus fällt es Kindern mit Trisomie 21 leichter, Wörter zu erlernen, wenn sie diese nicht nur hören, sondern auch „sehen". Deshalb hilft es Kindern, wenn neue oder wichtige Wörter zusätzlich beim Sprechen durch eine Gebärde oder ein Symbol verdeutlicht werden (s. Kapitel *„Unterstützte Kommunikation & Gebärden"*).

Sprachtherapie und Sprachförderung: Wortbedeutungsentwicklung und Wortschatzerweiterung

Auch wenn Kinder noch kein Wort sprechen, kann in der Sprachtherapie mithilfe verschiedener Untersuchungs- und Testverfahren ermittelt werden, wie die Sprachverständnisleistung eines Kindes mit Trisomie 21 ist. Voraussetzung für eine solche Überprüfung ist, dass das Kind sich über einen kurzen Zeitraum konzentrieren kann und einfache Aufforderungen wie zum Beispiel „Zeige mir …“ oder „Lege …“ verstehen und umsetzen kann.

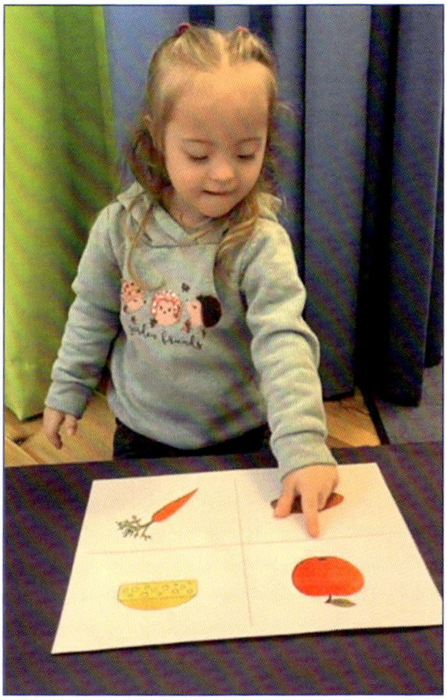

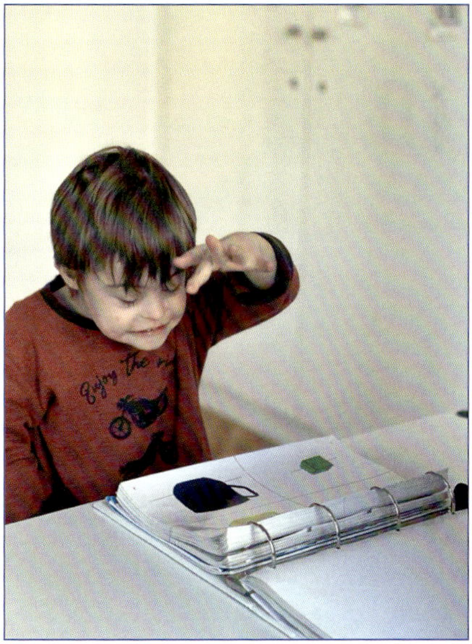

Sprachverständnisüberprüfung mit dem Test SETK 2 (Hannelore Grimm) und dem Test TROG-D (Annette Fox-Boyer)

Kinder mit Trisomie 21 haben generell Probleme beim „Speichern“ von Wörtern. Dabei gilt: Je abstrakter die Wörter sind, umso schwieriger sind der Bedeutungserwerb und das Lernen der Wörter. Da die Speicherkapazität der Kinder begrenzt ist, sollte immer überlegt werden, welche Wörter im Alltag des Kindes und Jugendlichen bedeutsam sind, um eine gute Teilhabe zu erzielen. Dieser Aspekt sollte auch bei der Erstellung der Förderpläne in der Schule beachtet werden. Kinder mit Trisomie 21 lernen am besten durch viele Wiederholungen. Dazu eignet es sich, einen Themenbereich nach dem anderen intensiv zu entdecken, zu erkunden, zu erforschen und zu erobern.

BEISPIEL BAUERNHOF

Wenn Ihr Kind sich gerade für ein Buch über einen Bauernhof interessiert oder gerade einen kennengelernt hat, ist es sinnvoll, auch in anderen Zusammenhängen dem Kind Erfahrungen motorischer, sensorischer und sprachlicher Art zum Thema Bauernhof anzubieten. Die folgende Abbildung zeigt dazu Möglichkeiten auf.

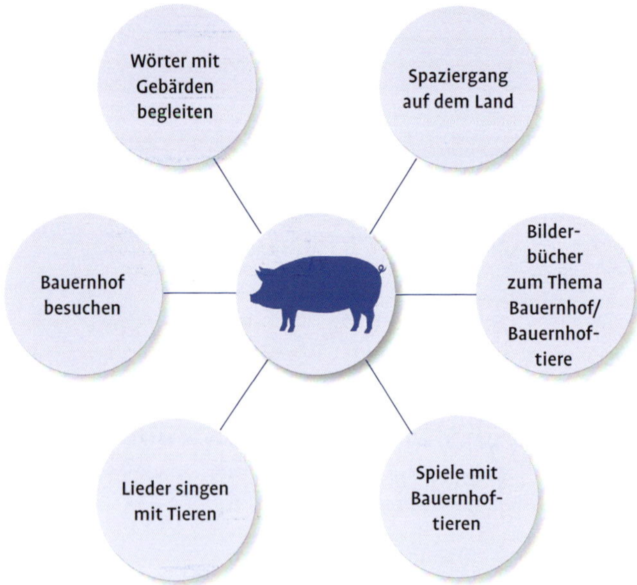

Sprachförderung rund um das Wortfeld „Bauernhof“

- Begleiten Sie beim Benennen der Tiere (Nomen) und ihrer Tätigkeiten (Verben) Ihre Worte durch eine Gebärde der Deutschen Gebärdensprache (DGS).
- Denken Sie auch an Adjektive und begleiten Sie diese unbedingt auch mit Gebärden (z. B. groß und klein, schnell und langsam).
- Benutzen Sie immer dieselben Wörter für die gleichen Handlungen, Dinge, Tätigkeiten, z. B. immer „fressen“ und nicht abwechselnd „essen/fressen“, immer „Pferd“ statt abwechselnd „Hengst, Schimmel, Pferd, Stute“.
- Beschränken Sie sich am Anfang auf einen begrenzten Wortschatz und bieten Sie dem Kind dafür viele Wiederholungen dieser Wörter an, z. B. Bauernhoftiere: Kuh, Pferd, Schaf, Schwein, Hund, Katze, Huhn. Ziege, Gans oder Hahn können später gelernt werden.

- Überlegen Sie gegebenenfalls gemeinsam mit dem/der Logopäd:in, welche Wörter aus dem Kernvokabular zu dem Thema gut passen könnten (z. B. in, auf, rein, wo).
- Besuchen Sie mit dem Kind einen Bauernhof und erkunden Sie diesen. Überlegen Sie zusammen, was die Tiere tun, wo sie schlafen, was sie fressen ...
- Machen Sie einen Spaziergang auf dem Land vorbei an Weiden mit Kühen, Pferden ...
- Singen Sie Lieder mit Tieren (z. B. „Onkel Jörg hat einen Bauernhof") und begleiten Sie die wichtigen Wörter beim Singen mit Gebärden.
- Spiele mit Bauernhoftieren (Puzzle, Playmobil, Holztiere), bei denen das Kind die Wortbedeutungen im Spiel erfahren kann.
- Zum Thema passende Regel- oder Brettspiele (bei älteren Kindern).
- Nutzen Sie, falls vorhanden, das Tablet zum Erstellen von kleinen digitalen Büchern zum Thema Bauernhof.
- Suchen Sie nach passenden Apps, die die Kinder und Jugendlichen in ihrem häuslichen Umfeld mit ihren Familienangehörigen spielen oder anschauen können (z. B. „Mein Bauernhof" von wonderkind GmbH).

BEISPIELTHEMA FARBEN

Farben werden in der Sprachförderung erst thematisiert, wenn das Kind sich im Alltag ausreichend gut in allen für es wichtigen Lebensbereichen mitteilen und gut kommunizieren kann. Leider wird häufig an dem Wortfeld „Farben" schon gearbeitet, auch wenn das Kind basale Bedürfnisse wie Spielbedürfnisse, Kommentieren, Fragen stellen etc. noch gar nicht ausreichend äußern kann. Auch beim Wortfeld „Farben" ist es sinnvoll, neben Büchern zum Thema Farbe dem Kind viele Möglichkeiten zum Begreifen der Farbbegriffe zu geben. Sprachförderung rund um das Wortfeld „Farben": Farbgebärden, farbige Knete, Farbwürfel-Spiele, bunte Bilder malen, Farb-Lieder.

- Setzen Sie beim Aussprechen der Farben zusätzlich die Gebärden der Deutschen Gebärdensprache (DGS) ein.
- Singen Sie Lieder mit Farben (Rot, rot, rot sind alle meine Kleider; Rot und Gelb, Blau und Grün, alle Farben find ich schön; ...).
- Spielen Sie Spiele, bei denen die Farben häufig wiederholt werden (Quips, Tempo kleine Schnecke, Colorama, ...).
- Kneten Sie mit verschiedenen Farben und benennen und erfragen Sie dabei die Farben etc.
- Lassen Sie Bilder malen und die Farben mit einem großen Farbwürfel würfeln.
- Bauen Sie mit bunten Bauklötzen, deren Farben gewürfelt werden.
- Mit dem Tablet kann auch das Wortfeld „Farben" mit Spielen und Apps gefördert werden.

Aber Vorsicht: Wenn Kinder Fehler beim Benennen der Farben machen, bedeutet das nicht, dass sie keine Farben kennen oder unterscheiden können, sondern nur, dass sie noch nicht die Namen der Farben sicher unterscheiden: Dies ist ein großer Unterschied.

Damit Kinder und Jugendliche mit Trisomie 21 eigenaktiv am gesellschaftlichen und sozialen Leben teilnehmen können, ist ein passiver und aktiver Wortschatz in verschiedenen Wortfeldern Voraussetzung. Einerseits sollte man sich beim Auswählen der Wortfelder nach den Interessen des Kindes richten, andererseits sollte beachtet werden, was das Kind braucht, um eigenaktiv in seinem Umfeld (Familie, Kita, Schule, Freizeit) kommunizieren zu können. Mögliche weitere Themen sind: Kleidungsstücke, Nahrungsmittel, Ferien, Kindergarten, Schule, Fahrzeuge sowie die jahreszeitlichen Themen (Ostern, St. Martin, Opferfest, Chanukka, Zuckerfest, Nikolaus, Weihnachten etc.).

Grammatik

Im Bereich der Grammatik wird der Schwerpunkt auf die Satzstellung (Syntax) und die Wortlehre (Morphologie) gelegt.
Parallel zum Erwerb des Wortschatzes erwirbt das Kind erste grammatische Strukturen. Der Grammatikerwerb ist an die Länge der Wortäußerungen gekoppelt. Fachleute sprechen von Einwort-, Zweiwort- und Mehrwortäußerungen.
Der Dysgrammatismus (auch morphologisch-syntaktische Störung) ist Teil einer Sprachentwicklungsstörung. Das Kind erwirbt die grammatischen Regeln fehlerhaft oder bestimmte Regeln auch gar nicht. Verben, Adjektive und Nomen werden nicht in der richtigen Satzstellung und Form benutzt. Bestimmte grammatische Elemente werden ausgelassen oder vereinfacht. Kinder und Jugendliche mit Trisomie 21 bilden meist einfache Hauptsätze ohne Nebensätze oder sprechen im Telegrammstil, d. h. nur mit einzelnen Wörtern.

Sprachtherapie und Sprachförderung: Unterstützung der Grammatik

In der Sprachtherapie wird mit speziellen Diagnostikverfahren untersucht, auf welcher grammatikalischen Entwicklungsstufe das Kind oder der Jugendliche mit Trisomie 21 gerade steht. Je nach Entwicklungsstand können der Aufbau von Wortkombinationen, der Aufbau und die Erweiterung der Satzstruktur, die Flexibilisierung von Satzstrukturen (z. B. Fragesätze) oder die Verwendung von Singular/Plural (Numerus), Zeitformen (Tempus) oder die Fälle (Kasus) Gegenstand der Grammatiktherapie sein. So werden beispielsweise Kinder, die in Einwortäußerungen sprechen, dabei unterstützt, Zweiwortäußerungen zu produzieren (z. B.: Mama da, Auto putt, Papa weg), wobei der Aufbau des Wortschatzes die Voraussetzung für den Aufbau von Wortkombinationen ist.

Kinder, die bereits in Zweiwortäußerungen sprechen oder gebärden, werden dabei unterstützt, Mehrwortäußerungen zu produzieren. In dieser Phase stellen die Kinder das Verb ans Ende ihres Satzes, was grammatikalisch nicht richtig ist (z. B.: Paula Wasser trinken). Die richtige Verbstellung, Fachleute sprechen von der Verbzweitstellung, wird zu einem späteren Zeitpunkt erworben und auch dann erst geübt (z. B.: Paula trinkt Wasser).
Kinder und Jugendliche mit Trisomie 21 bleiben in der Regel relativ lange auf einer grammatikalischen Entwicklungsstufe stehen und brauchen viel Unterstützung beim Erlernen komplexerer Strukturen. Hierbei haben sich – im Gegensatz zur Sprachtherapie von typischen Kindern – sogenannte Satzmusterübungen bewährt (z. B.: Paula fährt Fahrrad. Paula fährt Dreirad. Paula fährt Roller.).
Ähnlich wie bei der Förderung des Wortschatzes und der Aussprache ist es auch bei der Förderung der Grammatik günstig, wenn das Kind von möglichst vielen Kommunikationspartnern (Eltern, Erzieher:innen, Lehrer:innen, Therapeut:innen) bei der Bildung der jeweiligen Zielstruktur (z. B. Fragesatz, Verbzweitstellung) unterstützt und dazu aufgefordert wird, diese auch im Alltag zu benutzen.

Sprache verstehen bei eingeschränktem Sprachverständnis: Leichte Sprache sprechen

Fast alle Menschen mit Trisomie 21 haben ein eingeschränktes Sprachverständnis. Das bedeutet, dass sie unsere gesprochene Sprache häufig nur teilweise verstehen. Wir wissen, dass viele Kinder im Vorschulalter erst sehr spät die kleinen abstrakten Wörter, wie beispielsweise Präpositionen (in, an, auf, unter ...), Pronomen (er, sie ...) oder aber auch die Verneinung im Satz („Gehe nicht über die Straße!") erlernen. Dies führt im Alltag dazu, dass die Kinder die Aussage des Satzes nicht verstehen und gerade das Gegenteilige machen – sie laufen dann über die Straße, da sie „Geh über die Straße!" verstehen. Oder sie haben die Präposition nicht verstanden und wissen dann nicht genau, was sie tun sollen. Dies führt nicht selten bei den Kindern und Jugendlichen und auch bei den Erwachsenen zu Stress und zu Missverständnissen. Deshalb sollte bei Kindern, Jugendlichen und Erwachsenen in der Logopädie regelmäßig das Sprachverständnis überprüft werden. Erwachsene sollten immer in sogenannter **„Leichter Sprache"** mit den Kindern und Jugendlichen sprechen, damit sie verstanden werden.

LITERATURTIPP

Bundesministerium für Arbeit und Soziales: Leichte Sprache. Ein Ratgeber. https://www.bmas.de/DE/Service/Publikationen/Broschueren/a752-leichte-sprache-ratgeber.html

Leichtikon: Das Fachlexikon für Sprache, Sprechen, Kommunikation. www.leichtikon.de

Frühe Förderung der Kommunikations- und Sprachentwicklung

Die Förderung der „Vorausläuferfähigkeiten“ für Sprache

Kommunikations- und Sprachförderung fängt lange bevor das erste Wort gesprochen wird an. Kinder lernen bereits in den ersten Lebensmonaten wichtige Fähigkeiten, die sogenannten „Vorausläuferfähigkeiten“ für die Sprachentwicklung. Dazu zählen unter anderem ein gemeinsamer Blickkontakt, die Fähigkeit, gemeinsam etwas anzuschauen und sich darüber zu verständigen, das abwechselnde Handeln, die Nachahmung und noch viele andere Fähigkeiten.
Die Entwicklung dieser Vorausläuferfähigkeiten verläuft in bestimmten Stufen. In der Sprachtherapie und/oder in der Frühförderung wird mithilfe einer Entwicklungsdiagnostik die aktuelle Entwicklungsstufe des Kindes erfasst. Danach werden Spiel- und Fördermöglichkeiten aufgezeigt und gemeinsam praktisch durchgeführt. Nicht nur in den Therapien, sondern vor allem auch zu Hause und in der Kita oder in der Tagespflege können diese Förderideen im Alltag möglichst häufig wiederholt werden. Durch häufige Wiederholung eines Entwicklungsziels erlernen die Kinder so Schritt für Schritt die Vorausläuferfähigkeiten für den Spracherwerb. Nachdem Sie diese Fördermöglichkeiten gemeinsam mit Ihrem Kind und dem/der Sprachtherapeut:in ausprobiert haben, können Sie sie dann in den Alltag einfließen lassen.

Kinder und Jugendliche mit Trisomie 21 im Alltag fördern

In den ersten Wochen und Monaten:

- Sprechen Sie mit erhöhter Stimme und mit einer überzogenen Betonung mit Ihrem Kind.
- Ahmen Sie die kindlichen Laute und die kindliche Mimik nach und wiederholen Sie sie.
- Modulieren Sie die Laute und Geräusche des Kindes.
- Warten Sie unbedingt, bis das Kind eine Pause beim „Brabbeln“ oder „Lallen“ macht, und reagieren Sie erst danach.
- Suchen Sie den Blickkontakt des Kindes.
- Lenken Sie die Aufmerksamkeit des Kindes auf einen Gegenstand (z. B. beim Wickeln auf ein Mobile, im Kinderbett auf die Spieluhr).

Falls Ihr Kind aus eigener Initiative nur sehr wenig Eigenaktivität (Lautieren, Blickkontakt) und Interesse zeigt, fordern Sie es immer wieder auf und wecken Sie sein Interesse an Stimmen, Lauten, Liedern, Blicken etc.

Im ersten Lebensjahr/in den ersten Lebensjahren (abhängig vom Entwicklungstempo des Kindes):

- Führen Sie Lalldialoge (das Kind lallt, Sie antworten mit Lallen).
- Dialoge führen heißt, sich abzuwechseln, egal ob anfangs mit Geräuschen (Rassel, Trommel, Klopfen ...), Lauten und später dann mit Wörtern und/oder Gebärden (diese Fähigkeit des sich Abwechselns nennt man Turn-Taking).
- Richten Sie die Aufmerksamkeit gemeinsam mit Ihrem Kind auf etwas.
- Schauen Sie sich gemeinsam mit dem Kind etwas an (Triangulieren) und unterhalten Sie sich mit ihm darüber.
- Machen Sie mit dem Kind Guck-Guck-Spiele, zum Beispiel mit einem Tuch. Spielen Sie kleine Versteckspiele (so trainieren Sie die Objektpermanenz).
- Ahmen Sie das Kind nach und geben Sie Ihrem Kind die Gelegenheit, Sie zu imitieren.
- Nutzen Sie Gesten für kommunikative Rituale wie zum Beispiel schlafen (Hand legt sich an die Wange), Verabschiedung (Winke, Winke), das Essen war lecker (Hand auf den Bauch, „hmmm!“).
- Begleiten Sie Ihre Handlungen (Tischdecken, Einkaufen, Anziehen ...) mit langsamer, die Handlung erklärender Sprache.
- Spielen und singen Sie mit Ihrem Kind Kniereiter, Kinderlieder, Verse und Co.

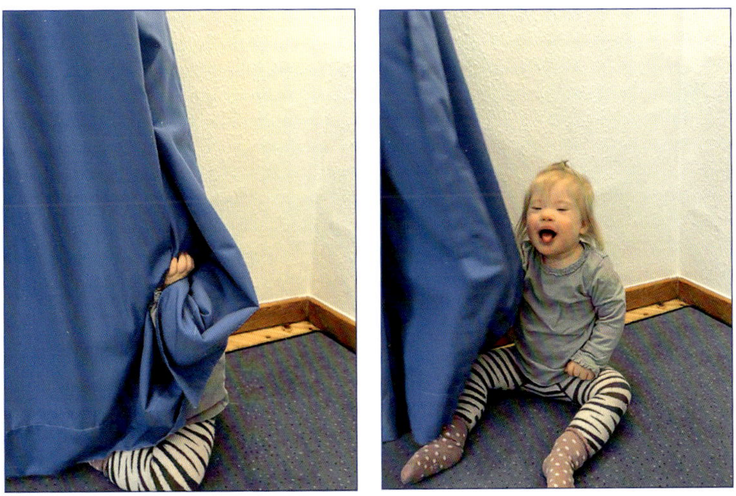

Guck-Guck-Spiel mit dem Vorhang

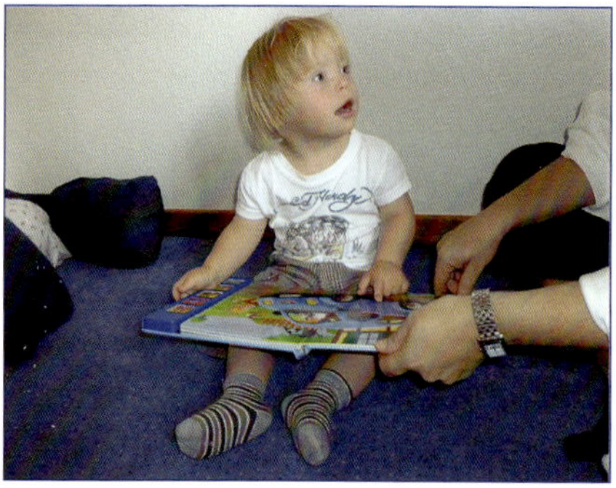

Blickkontakt beim Anschauen eines Bilderbuches

Alle Kinder sollten in ihrer Sprachentwicklung gefördert werden, wobei diese Förderung in der Regel in Alltagshandlungen integriert ist. Falls Sie sich bei den oben genannten Beispielen unsicher sind, lassen Sie sich von einem/einer Sprachtherapeut:in oder einem/einer Heilpädagog:in diese Förderideen erklären und erproben Sie sie gemeinsam in der Sprachtherapie oder Frühförderung. Der/Die Sprachtherapeut:in wird innerhalb weniger Therapiesitzungen den aktuellen Entwicklungsstand des Kindes erfassen, um Ihnen dann Förderideen für die nächste Entwicklungsstufe zu zeigen.

Förderung im Kindergarten- und Schulalter:

- Wiederholen Sie alles (Spiele, Lieder, Bücher, Reime etc.) über einen Zeitraum von mehreren Wochen, Monaten und teilweise auch Jahren.
- Begleiten Sie alle Alltagshandlungen mit einfacher Sprache und – wenn möglich – auch mit Gebärden.
- Fördern und fordern Sie den Blickkontakt.
- Lesen Sie Bücher gerne jeden Tag als festes Ritual vor und schauen Sie sie gemeinsam an.
- Singen Sie Kniereiter, Kinderlieder, Verse und Co.
- Fordern Sie Ihr Kind immer wieder zum Spielen auf.
- Fördern Sie durch Abwarten: Natürlich wissen Sie in vielen Alltagssituationen (Essen, Trinken, Spielen ...) meist schon, was Ihr Kind gerne möchte. Wenn es Ihre Zeit im Alltag erlaubt, ist es für das Kind fördernd, wenn Sie ihm nicht direkt „alle Wünsche von den Augen ablesen“, sondern warten, bis es eigenaktiv wird und z. B. auf eine gestellte Frage antwortet.
- Geben Sie Ihrem Kind Möglichkeiten zur Kommunikation: Decken Sie z. B. den Esstisch unvollständig oder legen Sie das Lieblingsspielzeug außer Reichweite Ihres Kindes.
- Wenn das Kind älter ist, stellen Sie ihm Entscheidungsfragen („Willst du Milch oder Tee?“ oder „Ist das ein Hund oder eine Katze?“).
- Was interessiert das Kind? Nehmen Sie die Interessen Ihres Kindes auf.
- Achten Sie auf das Einhalten von Regeln und einen eindeutigen Erziehungsstil.
- Damit Kinder mit Trisomie 21 neu Gelerntes gut abspeichern können, ist es sinnvoll, bestimmte Themen von vielen Bezugspersonen zu einem bestimmten Zeitpunkt anzubieten. So erfährt das Kind viele Wiederholungen und kann besser lernen.

- Wiederholen Sie Wörter, die falsch ausgesprochen wurden, indem Sie das Wort nochmals betont in einem anderen Kontext aussprechen (korrektives Feedback).

Spiele, Lieder und Bücher zur Sprachentwicklungsförderung von Kindern mit und ohne Trisomie 21

Kinder mit und ohne Trisomie 21 lernen die Freude an Sprache und den Umgang mit Sprache durch viele verschiedene „Medien". Fingerspiele, Kinderlieder, Reime und Bücher sind dabei einige der Dinge, die Kindern und auch Bezugspersonen Spaß bereiten und oft seit Generationen in Familien und in Kindertagesstätten bekannt sind und wiederholt werden. Ein paar Dinge sollten wir als Bezugspersonen jedoch beachten, damit Kinder mit Trisomie 21 Spaß, Freude und Lernerfolge haben können:

- Kinder mit Trisomie 21 reagieren oft verzögert: Warten Sie auf die Reaktion z. B. beim Hoppe, hoppe, Reiter oder beim Einfordern einer Wiederholung, indem Sie kleine Pausen einlegen.
- Reduzieren Sie Ihr Sprech- und Singtempo, sodass das Kind besser folgen kann.
- Falls das Kind keinen Blickkontakt hält, suchen Sie immer wieder den Blickkontakt, indem Sie auf die gleiche Augenhöhe wie das Kind gehen.
- Falls das Kind keine Eigeninitiative zum Wiederholen oder zum Spielen zeigt, wiederholen Sie das Lied, den Reim etc.: Kinder zeigen, wenn sie etwas nicht mehr möchten.
- Benutzen Sie dabei gezielt die Wörter /noch mal/ und /fertig/ mit der entsprechenden Gebärde dazu. So lernt das Kind, auch wenn es noch nicht sprechen kann, irgendwann anzuzeigen, ob es fertig ist oder ob es noch eine Wiederholung haben möchte.
- Erweitern Sie die Konzentrationsspanne, indem Sie Ihre Aktivität jedes Mal ein bisschen verlängern.

Spielen und zum Spiel auffordern

Einige Kinder mit Trisomie 21 sind eigenaktiv und suchen das Spiel, andere wiederum werden von sich aus nicht initiativ und beginnen selten Spiele. Je nach Alter haben sie unterschiedliche Spielbedürfnisse und Interessen. Besteht bei jüngeren Kindern vorwiegend Interesse für das Guck-Guck-Spiel, das Versteckspiel und einfache Funktionsspiele wie beispielsweise das Öffnen und Schließen einer Dose, so verändert sich mit zunehmendem Alter die Spielform. Egal in welcher Entwicklungsphase sich Ihr Kind befindet, spielen Sie mit ihm und begleiten Sie das Spiel mit Sprache.

TIPP

Fragen Sie die Fachleute im Umfeld Ihres Kindes (Erzieher:innen, Frühförder:innen Sprachtherapeut:innen ...), in welcher Spielentwicklungsphase (Funktionsspiel, Symbolspiel, Konstruktionsspiel, Rollenspiel ...) Ihr Kind sich befindet, und lassen Sie sich Anregungen für gemeinsame Spiel- und Handlungssituationen geben.

Fingerspiele, Kniereiter, Kinderlieder, Reime, Verse & Co

Die immer wiederkehrenden Sprachmelodien, Wörter und Sätze helfen Ihrem Kind, ein Sprachgefühl zu entwickeln. Irgendwann wird Ihr Kind versuchen, die Wörter oder die Melodien nachzuahmen, oder wird Sie auch auffordern, dass Sie den Reim, den Kniereiter oder das Kinderlied wiederholen sollen. Dazu ist es wichtig, dass Sie eine Pause einlegen, damit Ihr Kind die Gelegenheit zum Reagieren hat und evtl. eine Wiederholung einfordern kann. Dies sind wichtige Entwicklungsschritte, die alle Bezugspersonen (auch Omas, Opas, Babysitter ...) mit dem Kind spielerisch fördern können. Hierbei geht es nicht darum, möglichst viele verschiedene Lieder oder Verse mit dem Kind zu sprechen, sondern einige wenige oft zu wiederholen. Denken Sie auch hier daran, mit den Wörtern /noch mal/ und /fertig/ sowie den dazu entsprechenden Gebärden die Spielsituation zu gestalten.

Fingerspiele (Auswahl):

- Wie das Fähnchen auf dem Turme, sich kann drehn bei Wind und Sturme ...
- Himpelchen und Pimpelchen stiegen auf einen großen Berg ...
- Zehn kleine Zappelmänner zappeln hin und her ...
- Das ist der Daumen, der schüttelt die Pflaumen ...
- Kommt ein Mann die Treppe rauf ...

LITERATURTIPP

Geeignet sind alle Bücher mit Fingerspielen, zum Beispiel:

Rachner, M. (2015): Meine liebsten Fingerspiele. Esslinger Verlag

Baumann, B. (2023): Alle meine Fingerlein. Die 54 schönsten Fingerspiele und Kinderreime für Babys und Kleinkinder. Books for life Verlag

Kniereiter (Auswahl):

Kniereiter ist der Begriff für alle Reime, bei denen die Kinder auf den Knien eines Erwachsenen sitzen. Durch die Bewegung der Knie wird der Rhythmus des Reims vorgegeben und meistens enden die Kniereiter mit einem besonderen Abschluss, z. B. dem „Plumps". Wenn Sie den Kniereiter mit dem Kind mehrmals durchgeführt haben, warten Sie vor diesem „Plumps" eine kurze Zeit ab, ob das Kind Ihnen anzeigt, dass es jetzt den „Plumps" erwartet. Dies ist ein wichtiger Entwicklungsschritt und zeigt, dass das Kind den Ablauf abgespeichert hat und das Ende (meist freudig) erwartet. Sie können mit Kniereitern beginnen, wenn das Kind sitzen kann.

- Hoppe, hoppe, Reiter
- Hopp, hopp, hopp, Pferdchen lauf Galopp
- Geht der Peter Nüsse schütteln
- Fährt ein Schifflein übers Meer
- So fahren die Damen, so reiten die Herren

LITERATURTIPP

Buchempfehlung Kniereiter:
Meine liebsten Kniereiter. Hoppe, hoppe, Reiter (^{3}2009): Esslinger Verlag

---

Kinderlieder (Auswahl):

- Sch, Sch, Sch die Eisenbahn
- Summ, summ, summ, Bienchen summ herum
- Ri, ra, rutsch, wir fahren mit der Kutsch
- Große Uhren machen tick tack, tick tack
- Taler, Taler, du musst wandern
- Alle Leut, alle Leut gehen jetzt nach Haus
- Schluss für heut, auf Wiedersehen ihr Leut

LITERATURTIPP

Bücher mit Kinderliedern, zum Beispiel:
Berg, K. (2017): Laurentia, liebe Laurentia mein: 30 traditionelle Spiellieder (Spielen – Lernen – Freude haben). Don Bosco Verlag
Meine liebsten Kinderlieder. Esslinger Verlag (2016)
Meine liebsten Schlaflieder: Schlaf, Kindlein, schlaf: Esslinger Verlag (2012)
Grüger, H./Grüger, J. (2007): Die große goldene Liederfiebel: Sauerländer Verlag

---

Verse, Reime & Lautmalereien (Auswahl):

Durch das Sprechen von Versen und Reimen wird bei dem Kind das Gefühl für Sprache geschult. Die Sprachmelodie und der Rhythmus fördern das Sprechenlernen Ihres Kindes.

- Morgens früh um sechs, kommt die kleine Hex
- Backe, backe, Kuchen
- Ri, ra, rutsch, wir fahren mit der Kutsch
- Es regnet, es regnet
- Heile, heile, Segen

LITERATURTIPP

Bücher mit Versen und Reimen, zum Beispiel:

Morkowska, E. (2002): Wau, wau, miau und kikeriki. Unterhaltsame Sprechübungen für Kinder: Veritas

Meine liebsten Kinderreime. Ri, ra, rutsch! (²2009): Esslinger Verlag

Bilderbücher (Auswahl):

Bilderbücher werden von vielen Kindern geliebt und sie bieten zahlreiche Möglichkeiten, die Entwicklung und die Sprache des Kindes zu fördern. Falls Ihr Kind Bilderbücher nicht so spannend findet, bietet es sich an, Bücher mit einem zusätzlichen Reiz, wie z. B. Geräuschen, Klappseiten oder Tastelementen, zu wählen, damit die Neugier geweckt wird. Viele Bilderbücher beziehen sich auf ein umgrenztes Thema (z. B. Bauernhof, Feuerwehr, Zootiere) und fördern durch viele Wiederholungen innerhalb des Buches den Wortschatz und das Sprachverständnis. Beim gemeinsamen Bilderbuchanschauen wird die Sprache gefördert, da die Kinder das Gesehene benennen oder kommentieren und das Vorgelesene teilweise auch nachsprechen. Voraussetzung ist jedoch, dass das Bilderbuch nicht nur einfach „vorgelesen“ wird, sondern dass mithilfe des Bilderbuchs ein Dialog und eine Interaktion zwischen Ihnen und dem Kind entstehen. Bleiben Sie lange bei einem Buch und bieten Sie so Ihrem Kind viele Wiederholungen an und die Möglichkeit, Sprache (Sprachverständnis, Wortschatz, Satzstruktur) zu entwickeln.

(Sprachliche) Förderungen durch das dialogische Anschauen von Bilderbüchern

- Erweiterung des Wortschatzes (passiv und aktiv)
- Sprachverständnis
- Fähigkeit, sich auf eine Sache zu konzentrieren und zu fokussieren
- Beobachten, Entdecken, Vergleichen, Wiedererkennen
- Sich mit Ihnen über das, was in dem Bilderbuch zu sehen ist, austauschen
- Interaktive und dialogische Bilderbuchsituationen helfen, das Gesehene und Gehörte abzuspeichern, insbesondere bei wiederholtem Anschauen

Beim Bilderbuchanschauen können Sie:

- Dem Kind vorlesen und/oder erzählen, was sie sehen.
- Mit Fragen auf Entdeckungsreise gehen:
  - Wer-, Was-, Wo-, Warum-Fragen stellen.
  - Entscheidungsfragen stellen, z. B.: „Ist die Kuh groß oder klein?“ oder „Fährt der Junge auf dem Fahrrad oder auf dem Roller?"
- Ihr Kind zum Sprechen/Benennen und/oder Zeigen auffordern.

- Den Blickkontakt zu Ihrem Kind aufbauen, indem Sie sich so setzen, dass Sie sich anschauen können.
- Zum gemeinsamen Anschauen und Erzählen eignen sich auch Fotoalben.

TIPP

Alle klar strukturierten und strapazierfähigen (Bilder-)Bücher eignen sich zum Anschauen und Vorlesen. Das Buch sollte sich auf ein Thema (möglichst aus dem Alltag des Kindes, z.B. Spielplatz, Tiere, Arztbesuch) beziehen, damit das Kind in einem Wortfeld lernen und sicherer werden kann. Achten Sie auf eine kindgerechte Sprache mit einfachen Sätzen. Wiederkehrende Satzmuster wie beispielsweise „Aber satt war sie noch immer nicht" (aus: Die kleine Raupe Nimmersatt) oder „Hast Du mir auf den Kopf gemacht?" (aus: Vom kleinen Maulwurf, der wissen wollte, wer ihm auf den Kopf gemacht hat) erhöhen den Spaßfaktor und das Abspeichern von Satzmustern.

Frühe Sprachförderung bei Kindern mit Mehrsprachigkeit

In vielen Familien werden mehrere Sprachen gesprochen. Häufig gibt es eine Familiensprache, die von den meisten Familienmitgliedern gesprochen wird. Die Familiensprache ist häufig nicht Deutsch und sie transportiert neben den sprachlichen Inhalten auch Kultur, Rituale und Identität der Familie. In diesen Familien können selbstverständlich alle in diesem Kapitel vorgestellten Förderideen (Reime, Lieder, Fingerspiele etc.) in der Familiensprache durchgeführt werden.
Wie Kinder mit Trisomie 21 in mehrsprachigen Haushalten im Spracherwerb gefördert werden können, sollte in der Logopädie am besten mit beiden Elternteilen besprochen werden.

Umgang mit Kraftausdrücken und „unerwünschten" Wörtern

Wie alle Kinder finden auch Kinder und Jugendliche mit Trisomie 21 Gefallen am Wiederholen von Kraftausdrücken oder von Wörtern aus der Fäkalsprache (Sch...., Pipi, AA, ...). Nicht selten ist der Spaß am Wiederholen dieser Wörter auch ein Ergebnis auf die Reaktionen der unmittelbaren Umwelt: Am Anfang wird manchmal mit Lachen oder gar mit Entsetzen darauf reagiert, sodass das Kind dadurch erst dem Wort einen besonderen Stellenwert gibt. Auch wenn manche Äußerungen uns zum Schmunzeln oder Lachen animieren: Es ist wichtig, dies nicht vor dem Kind zu zeigen. Der Umgang mit „unerwünschten" und gesellschaftlich nicht salonfähigen Wörtern ist immer individuell. Am Anfang helfen oft schon das Ignorieren oder kurze klare Ansagen. Die Umwelt des Kindes (Eltern, Großeltern, Geschwister, Erzieher:innen, Lehrer:innen, Therapeut:innen) sollte sich absprechen und mit ähnlichem Verhalten auf die „unerwünschten" Wörter reagieren.

LITERATURTIPP

Infobroschüre zur frühen Sprach- und Kommunikationsförderung:

Schelten-Cornish, S./Kaiser-Mantel, H.: Sprachentwicklung ist mehr als Kinderspiel ... Hilfen für Sprachanfänger. Informationsbroschüre des Deutschen Bundesverbandes für akademische Sprachtherapie und Logopädie (dbs) e. V. (https://www.dbs-ev.de/infothek/infomaterialien/broschueren-co/)

Unterstützte Kommunikation und Gebärden

Unterstützte Kommunikation

Unter Unterstützter Kommunikation (UK) versteht man alle Methoden zur Erweiterung der Kommunikationsmöglichkeiten bei Menschen mit eingeschränkter oder fehlender Lautsprache. UK-Methoden werden in **körpereigene** (z. B. Gesten, Gebärden, Blickkontakt, Mimik) und **externe Methoden** (**elektronische** und **nicht-elektronische**) unterteilt. Bei Kindern und Jugendlichen mit Trisomie 21 werden UK-Methoden – und hier insbesondere Gebärden – aus folgenden Gründen angewendet:

- **Die ersten Wörter lassen auf sich warten**
  Bei Kindern mit Trisomie 21, bei denen die Lautsprachentwicklung, also die Mitteilung des Kindes über gesprochene Wörter, stark verzögert ist, ist es notwendig, ihnen und ihrer Umwelt eine Kommunikationsmöglichkeit aufzuzeigen, damit Wünsche, Bedürfnisse, Gefühle ausgedrückt werden können und Eltern auf entsprechende Fragen eine Antwort erhalten.
- **Das Sprachverständnis ist größer als die Lautsprache**
  Das Sprachverständnis von Kindern und Jugendlichen mit Trisomie 21 ist immer weiter entwickelt als die aktive Lautsprache. Schwierig wird es jedoch, wenn der passive Wortschatz stetig zunimmt und die Lautsprache noch auf sich warten lässt. Da viele Kinder mit Trisomie 21 erst relativ spät anfangen, verständliche Wörter zu sprechen, ist es notwendig, ihnen schon früh im Alltag eine Möglichkeit der Kommunikation zu geben.
- **Gebärden/Symbole fördern die Sprachentwicklung**
  Viele Kinder mit Trisomie 21 benötigen, neben der gesprochenen Sprache, eine sichtbare (visuelle) Unterstützung, um besser verstehen und langfristig das Gehörte abspeichern zu können. Das gesprochene Wort alleine ist für Kinder mit Trisomie 21 gerade zu Beginn ihrer Sprachentwicklung durch den relativ schlechten Kurzzeitspeicher für „Gehörtes" (auditiver Speicher oder auch auditives Gedächtnis) nur bedingt hilfreich.
- **Die Lautsprache bleibt völlig aus**
  Bei einigen wenigen Kindern bleibt die Lautsprache aus. Um die Kommunikation mit ihrer Umwelt zu ermöglichen und zu verbessern, wird häufig eine Kombination aus verschiedenen UK-Methoden angewendet. Auf der Basis der Kommunikation mit Gebärden wird zusätzlich mit Symboltafeln und elektronischen Kommunikationshilfen die Verständigung unterstützt und der Spracherwerb gefördert.

- **Die Hände sind immer dabei**
  Die Kommunikationsform „Gebärden" erfordert keine zusätzlichen Materialien oder Geräte. Bei der Kommunikation mithilfe von Symbolen, Kommunikationstafeln oder auch Tablets ist das Kind darauf angewiesen, dass diese Hilfsmittel immer zur Verfügung stehen. Aber wer hat im Sandkasten, im Badezimmer oder auch beim Spazierengehen eine Kommunikationstafel oder einen Talker zur Hand?

Prinzipien von Unterstützter Kommunikation: Kernvokabular, Randvokabular und Modelling

Unabhängig von der UK-Methode, die bei dem Kind oder Jugendlichen mit Trisomie 21 angewendet wird, gilt es einige Prinzipien zu beachten, damit UK erfolgreich ist:

- **Kern- und Randvokabular**

Unsere Sprache besteht aus Kernvokabular und aus Randvokabular. Zum Kernvokabular zählen die am häufigsten verwendeten 200–300 Wörter einer Sprache. Diese „Kernwörter" machen ca. 80 % der gesprochenen Wörter aus. Dies gilt auch für Kinder mit kognitiven Beeinträchtigungen (Boenisch/Sachse 2020). Zum Kernvokabular zählen viele kleine Wörter wie beispielsweise /ich/, /du/, /noch mal/, /fertig/, /auch/. Das Kernvokabular wird bei allen Themen gebraucht und ist situations- und themenunabhängig.

Kinder wollen *noch mal* bauen, *noch mal* das Lied singen, *noch mal* den Film schauen etc. Das Wort /noch mal/ wird beim Spielen, Singen, Toben, Basteln, Fernsehgucken, Bücher betrachten, Tablet oder Handy nutzen und in vielen weiteren Situationen zu Hause, in der Kita und in den Förderungen genutzt. Im Gegensatz zum Kernvokabular besteht das Randvokabular aus themenspezifischen Wörtern. Es besteht aus vielen Hauptwörtern (Substantiven), aber auch aus Adjektiven und Verben, die nicht so häufig in der jeweiligen Sprache genutzt werden. Das Randvokabular kann in verschiedene Alltagsthemen wie beispielsweise /Nahrungsaufnahme/, /Körper/, /Tiere/ etc. unterteilt werden.
So wird beispielsweise das Wort /Banane/ relativ selten und noch nicht einmal jeden Tag benutzt. Das Wort /noch mal/ aus dem Kernvokabular wird jedoch jeden Tag mehrfach von Kindern genutzt.

Deshalb sollten in der Sprachförderung und in der Unterstützten Kommunikation, egal ob Gebärden, Symbole oder ein Talker genutzt werden, vor allem Wörter aus dem Kernvokabular gefördert werden. In der Förderung muss überlegt werden, welche Wörter für das jeweilige Kind zum aktuellen Zeitpunkt bedeutsame Wörter sind. Dies gilt bei jungen Kindern mit Trisomie 21 vor allem auch für die Auswahl der Gebärden bei der Förderung mit Lautsprachunterstützenden Gebärden (LUG).

Die sorgfältige Auswahl von Kern- und Randvokabular sollte bei der Förderung möglichst interdisziplinär erfolgen (s. *„Moderierte Runde Tische“*).

- **Modelling**

Kinder und Jugendliche benötigen „Vorbilder“, um Kommunikation und vor allem die Kommunikation mit alternativen Kommunikationsformen (Gebärden, Symbolen, Talkern etc.) zu erlernen. Modelling bezeichnet das Nutzen, Vormachen und ggfs. Mitnutzen von alternativen Kommunikationsformen durch die Kommunikationspartner:innen. Unterstützte Kommunikation, egal ob mit Gebärden, Symbolen, Kommunikationstafeln oder Talkern, kann das Kind oder der Jugendliche nur erlernen, wenn sein Umfeld möglichst häufig die alternative Kommunikationsform mit nutzt.

Wenn beispielsweise viele Personen aus dem Umfeld (Eltern, Großeltern, Erzieher:innen, Kinder, Förder:innen, Therapeut:innen) hochfrequent beim Sprechen, Singen, Spielen, Bilderbuchbetrachten „Lautsprachunterstützende Gebärden“ (LUG) einsetzen, können die Kinder Gebärden als Kommunikationsform erlernen. Wenn aber erwartet wird, dass das Kind die Gebärden von ein paarmal vormachen eigenaktiv selbst ausführt, so wird dies scheitern (siehe Gebärden).

Deshalb ist es von Bedeutung, dass Unterstützte Kommunikation immer vom Elternhaus und von Kita/Schule gefördert wird. Es reicht in keinem Fall aus, dass nur Therapeut:innen und Frühförder:innen Unterstützte Kommunikation anwenden.

VERHALTENSBESONDERHEITEN UND KOMMUNIKATION

Wenn Kinder oder Jugendliche keine ausreichenden lautsprachlichen Möglichkeiten der Mitteilung haben oder die komplexe Sprache des Kommunikationspartners nicht verstehen, können Verhaltensbesonderheiten entstehen. Wenn Kinder ihre Wünsche, ihre Bedürfnisse nicht mitteilen können, keine Fragen stellen oder Handlungen nicht kommentieren können, so entsteht schnell Frustration und Hilflosigkeit. Alle Kinder lernen stetig dazu und sie würden gerne auch kommunikativ im Alltag zu Hause und in der Kita teilhaben. Wenn dies nicht möglich ist, entsteht nicht selten Wut, Frustration oder auch Traurigkeit, sodass die Kinder mit Rückzug oder aber auch mit „aggressivem“ Verhalten wie Schubsen, Kneifen, an den Haaren ziehen etc. reagieren. Hinter jedem Verhalten steckt ein nicht erfülltes Bedürfnis – in diesem Fall nach erfolgreicher Kommunikation. Deshalb ist es sehr wichtig, dass den Kindern frühzeitig alternative Kommunikationsformen wie „Lautsprachunterstützende Gebärden“ und/oder grafische Symbole angeboten werden, damit sie sich zu möglichst jeder Zeit mitteilen können.

Lautsprachunterstützende Gebärden (LUG) zur Förderung von Sprache und Kommunikation

Es werden vor allem bei jungen Kindern mit Trisomie 21 Lautsprachunterstützende Gebärden (LUG) verwendet. Das bedeutet, es wird gesprochen und gleichzeitig werden wichtige Wörter gebärdet. Es ist empfehlenswert, in Deutschland die Gebärden aus der Deutschen Gebärdensprache (DGS) zu verwenden, da diese Gebärden die weiteste Verbreitung haben. Bei den LUG werden nur einige wichtige Wörter im Satz oder im Lied mithilfe der Gebärden aus der DGS gebärdet, ohne jedoch die eigene Grammatik der Deutschen Gebärdensprache zu übernehmen. Die Kinder erlernen die Struktur und Grammatik der gesprochenen Sprache.

Damit LUG als Fördermethode funktioniert, sollten möglichst viele Personen aus dem Umfeld in der Verwendung von LUG kompetent sein.

Manchmal besteht die Befürchtung, dass die Gebärden sich negativ auf die Sprachentwicklung der Kinder auswirken könnten. Forschungsstudien konnten dies jedoch widerlegen. Erfahrungen zeigen, dass die Kinder, sobald sie sprechen können, die Gebärden nicht mehr verwenden oder nur noch dann verwenden, wenn sie nicht verstanden werden.

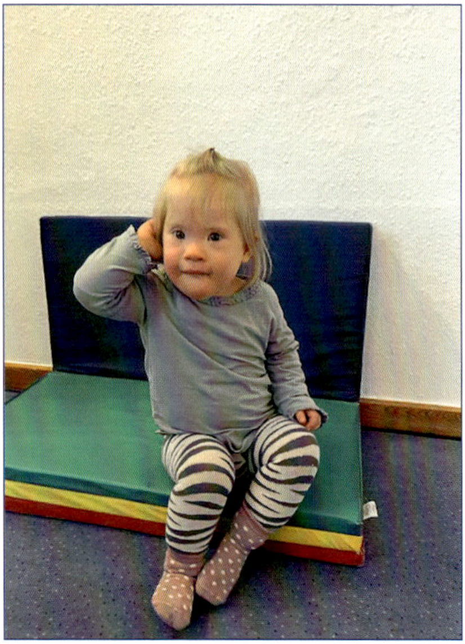

Gebärde /schlafen/

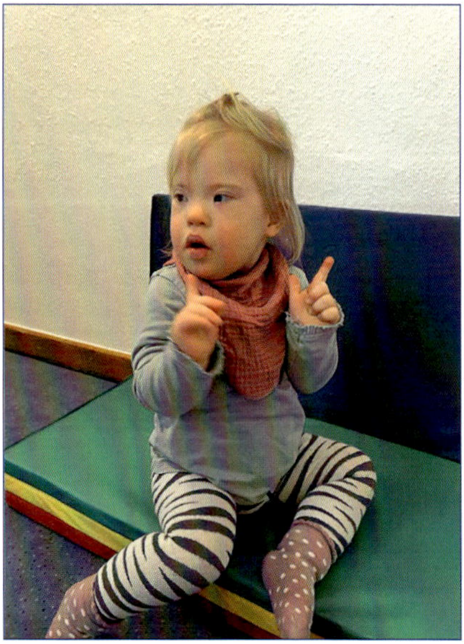

Gebärde /singen/

Ziele und Vorteile des Gebärdeneinsatzes:

- Aufmerksamkeit und Konzentration werden durch die Gebärde gefördert. Kinder werden zum Blickkontakt aufgefordert.
- Die Gebärde in Verbindung mit dem gesprochenen Wort ist wesentlich langsamer, sodass dem Kind mit Trisomie 21 mehr Zeit zur Verarbeitung gegeben wird.
- Die guten visuellen Fähigkeiten des Kindes mit Trisomie 21 unterstützen die Speicherung des Wortes durch die Verbindung der visuellen und auditiven Darbietung (Gebärde + Wort).
- Da viele Gebärden deutliche Merkmale dessen beinhalten, was sie bezeichnen (Beispiel Trinken: Hand mit imaginärem Becher wird zum Mund geführt), wird das Erlernen und Speichern erleichtert.
- Auch „abstrakte" Wörter aus dem sogenannten Kernvokabular, wie /noch mal/, /fertig/, /mehr/, /satt/ werden leichter durch die Verbindung von Wort und Gebärde erlernt und das Kind kann damit im Alltag schnell „mitreden".
- Das Sprachverständnis wird durch visuelle Verdeutlichung der Schlüsselwörter unterstützt.
- Wortfelder können erarbeitet werden, lange bevor das Kind diese Wörter lautsprachlich bilden kann.
- Einfache Satzstrukturen können auch ohne Lautsprache aufgebaut werden (Ömer weg, ich noch mal, Kuh trinkt, Sarah trinkt Milch ...), sodass die Sprachentwicklung gefördert wird.
- In Familien mit mehreren Sprachen kann die Gebärde als „Brückenfunktion" dienen, denn die Gebärde kann unabhängig von der genutzten Sprache (Familiensprache oder Deutsch) parallel zum Sprechen ausgeführt werden.

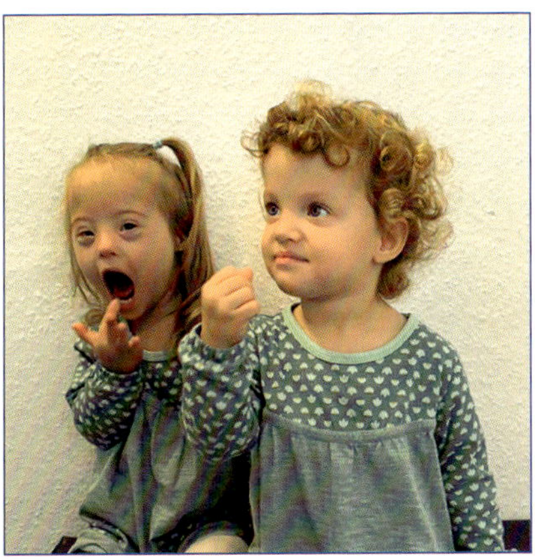

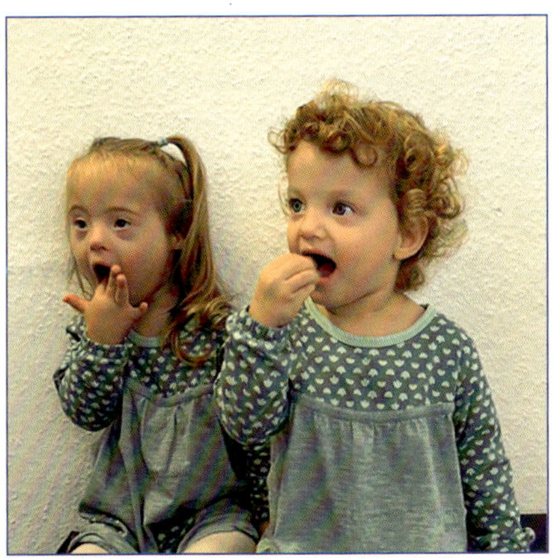

Gebärde /essen/ mit unterschiedlicher Ausführung

Wie setze ich Lautsprachunterstützende Gebärden (LUG) ein?

In der typischen Sprachentwicklung wenden Kinder automatisch Gesten für immer wiederkehrende Handlungen an. Zu diesen Gesten zählen z. B. „Winke, Winke“ zum Abschied, über den Bauch streichen, wenn es gut geschmeckt hat, die Handfläche an die Wange legen, wenn das Kind müde ist, ein Fliegeküsschen geben etc. Diese Gesten werden dem Kind mit Trisomie 21 als Erstes angeboten. Einige Kinder werden auch schon von selbst Gebärden erfunden haben. Es gibt aber auch Kinder, die von sich aus keine Gesten oder Gebärden anwenden. Bei diesen Kindern sollte in der Sprachtherapie oder in der Frühförderung eine Diagnostik der sogenannten Vorausläuferfähigkeiten oder auch sensomotorischen Fähigkeiten erfolgen, um herauszufinden, ob das Kind die Funktion von Gebärden überhaupt schon versteht (s. u.).

Bei Lautsprachunterstützenden Gebärden (LUG) werden nur Schlüsselwörter und nicht alle Wörter/Elemente eines Satzes, wie beispielsweise bei den sogenannten Lautsprachbegleitenden Gebärden (LBG), gebärdet.
Diese Schlüsselwörter sollten aus dem direkten Umfeld des Kindes kommen. Es ist sinnvoll, Wörter auszuwählen, die für das Kind von großem Interesse sind. Das sind häufig Spielsachen (Ball, Auto, Buch, Puppe) oder Tiere (Hund, Katze, Vogel, Pferd). Auch Wörter aus dem Wortfeld Essen/Trinken haben für das Kind eine große Bedeutung, z. B. trinken, essen, Apfel, Keks, mehr, fertig, satt. Gebärden, die die Kommunikation mit anderen Personen (Erzieher:in, andere Kinder, Eltern ...) regeln, sind ebenfalls von Bedeutung. Es sind vor allem Wörter aus dem Kernvokabular, wie beispielsweise /noch mal/, /fertig/, /komm/, /Stopp/ etc. Aber auch alltägliche Routinen wie „Hände waschen“, „Zähne putzen“, „Jacke an-/ausziehen“ sollten mit Gebärden begleitet werden.

Benötigt werden in der Kommunikation aber auch „Gebärdennamen“ für alle wichtigen Erwachsenen und Kinder aus dem Umfeld. Nur wenn das Kind Gebärdennamen kennt, kann es nach einer Person fragen, eine Person auffordern, von etwas berichten, was es mit einer Person gespielt hat.
Beim Gebärden ist darauf zu achten, dass das Kind Sie anschaut, während Sie deutlich sprechen, damit es die Gebärde nachvollziehen kann. In der Sprachtherapie wird es nach und nach darum gehen, für das Kind wichtige Wortfelder nacheinander zu erarbeiten und den Wortschatz systematisch zu erweitern.
Es hat sich bewährt, Wortfelder, die für das Kind bedeutsam sind (Personen, Spielen, Bauernhoftiere, ...), nach und nach hochfrequent zu erarbeiten, um das Abspeichern und Abrufen zu erleichtern.

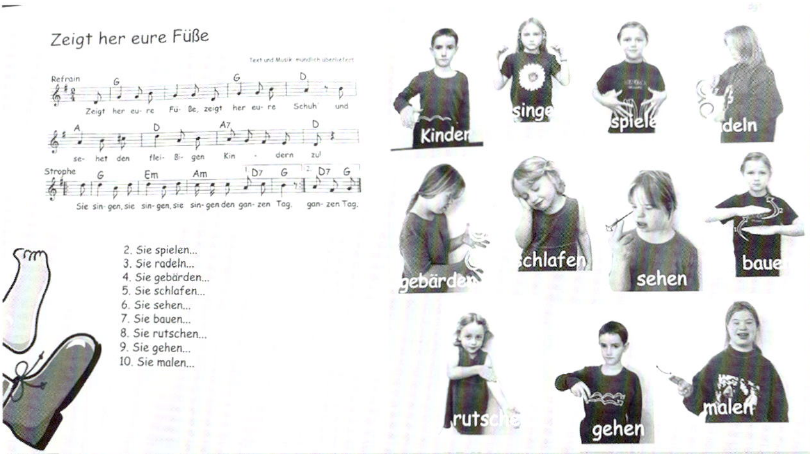
Zeigt her eure Füße
Refrain
Zeigt her eu- re Fü- ße, zeigt her eu- re Schuh' und
se- het den flei- ßi- gen Kin - dern zu!
Strophe
Sie sin- gen, sie sin- gen, sie sin- gen den gan- zen Tag, gan- zen Tag.
2. Sie spielen...
3. Sie radeln...
4. Sie gebärden...
5. Sie schlafen...
6. Sie sehen...
7. Sie bauen...
8. Sie rutschen...
9. Sie gehen...
10. Sie malen...
sehen
gehen
malen

Gebärdenlied: Zeigt her eure Füße:
Aus: Leber, I./Spiegelhalter, J.: Mit den Händen singen. Karlsruhe: von Loeper Verlag

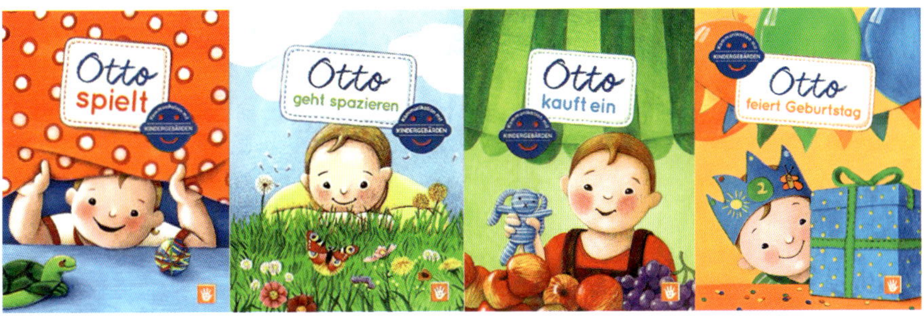
Otto spielt
Otto geht spazieren
Otto kauft ein
Otto feiert Geburtstag

Otto-Bilderbücher mit Gebärden. Ziehten Verlag: Kindergebärden

Wiederholung, Wiederholung, Wiederholung

Wir sprechen in sehr vielen Situationen mit unseren Kindern. Familienangehörige, Erzieher:innen, Frühförder:innen, Therapeut:innen sprechen fast den gesamten Tag miteinander und mit dem Kind. Damit das Kind die „Gebärden“ als Kommunikationsform erfährt, mit der es Wünsche, Bedürfnisse, Kommentare, Fragen etc. äußern kann, ist viel Wiederholung im Alltag nötig. Bevor ein Kind das erste Wort spricht, hat es das Wort unzählige Male gehört. Ebenso muss auch ein Kind mit Trisomie 21 eine Gebärde hochfrequent parallel zum gesprochenen Wort sehen, damit es die Gebärde eigenaktiv anwendet.

Zur Erinnerung: Es werden nur bedeutsame Wörter gebärdet und dies in möglichst allen Alltagssituationen:

- Begrüßen/Verabschieden
- Morgenkreis
- Mahlzeiten, Essen
- Spielen drinnen
- Spielen draußen
- Bilderbuchbetrachten
- Singen
- An- und Ausziehen
- Körperhygiene

Beim Erlernen von Gebärden ist das „**Modelling**" (s. o.) durch das Umfeld sehr wichtig. Dies bedeutet, dass die Kommunikationspartner:innen möglichst alle parallel zum Sprechen gebärden. Zu Beginn sind diese Situationen anforderungsfrei, denn das Kind wird in der Regel nicht sofort die Gebärden wiederholen. Geben Sie dem Kind Vorschussvertrauen, dass es die Gebärden durch hochfrequente Wiederholung irgendwann lernen wird. Wenn das Kind die Gebärden versteht, aber noch nicht selbst nutzt, dann kann dies durch Auswahl- oder Entscheidungsfragen gefördert werden: Sie fragen das Kind parallel mit den passenden Gebärden /Willst du **Ball spielen** oder ein **Buch anschauen?**/, /Möchtest du **Wasser** oder **Tee** trinken?/.
Falls das Kind die Gebärden nur mit einer Hand oder undeutlich durchführt, dann geben Sie dem Kind möglichst häufig ein korrektives visuelles Feedback. Auch wenn Kinder eigene Gebärden nutzen, sollte immer ein korrektives Feedback mit der entsprechenden Gebärde aus der DGS erfolgen, damit das Kind die Gebärden lernt, die alle verwenden.

Alle müssen ins Boot: Familie, Kita, Therapie, Frühförderung

Damit das Kind eindeutige Kommunikationsinformationen erhält und die Gebärde als Kommunikationssystem begreift, ist es notwendig, dass möglichst viele Menschen, die mit dem Kind kommunizieren, Gebärden verwenden.
Lautsprachunterstützende Gebärden und barrierefreie Kommunikation sind aber immer noch kein „Standard" in Kitas und Fördereinrichtungen. Deshalb ist es notwendig, dass die Förderung mit Gebärden gemeinsam abgestimmt und die Gebärden-Förderziele festgelegt werden.
Außerdem ist es wichtig, dass alle im Gebrauch von Lautsprachunterstützenden Gebärden fortgebildet sind, damit sie auch tatsächlich die Gebärden im Alltag (beim Spielen, beim Essen, beim Singen, beim Bilderbuchbetrachten etc.) anwenden. In den letzten Jahren haben sich immer mehr Kitas im Gebrauch von Gebärden fortgebildet. Falls eine Kita am

Anfang steht und ein nicht sprechendes Kind mit Trisomie 21 aufnimmt, dann sollte sie sich auf den Weg machen Lautsprachunterstützende Gebärden in einem Praxiskurs zu erlernen. Für Familien gibt es meist kostengünstige Online-Angebote, aber achten Sie darauf, dass es kein Grundkurs in DGS ist, sondern ein Kurs in Lautsprachunterstützenden Gebärden (Infos www.zuk-moers.de; info@zuk-moers.de).
Das setzt den Austausch und die Kooperation zwischen Elternhaus, Frühförderung, Kita, Therapeut:innen und später Schule voraus. Wir schlagen deshalb regelmäßige **„Moderierte Runde Tische“** (MoRTi), also transdisziplinäre Treffen mit den Eltern vor, um die gemeinsame Förderung mit LUG abzustimmen (s. Kapitel *„Moderierte Runde Tische: gemeinsam zum Ziel“*).

Ab wann kann mit Lautsprachunterstützenden Gebärden begonnen werden?

Voraussetzungen für den Einsatz von Gebärden

Gebärden sind nichts anderes als sichtbare Sprache. Menschen können u. a. mit gesprochenen und geschriebenen Wörtern, mit Gebärden oder mit Bildern kommunizieren. Diese Kommunikationsformen setzen jedoch voraus, dass das Kind bestimmte **Vorausläuferfähigkeiten** für Sprache erworben hat. Das Kind mit Trisomie 21 sollte ein sogenanntes beginnendes Symbolverständnis haben bzw. die Voraussetzungen dafür entwickelt haben. Symbolverständnis meint, unbewusst zu verstehen, dass ein Wort, ein Bild, eine Gebärde etc. etwas bezeichnet, was nicht unbedingt sichtbar vorhanden ist. Bevor mit dem Einsatz von Gebärden oder eines anderen Symbolsystems (z. B. Bild- oder Schriftkarten) begonnen wird, ist es ratsam, eine Kommunikationsdiagnostik durchführen zu lassen. Von Sprachtherapeut:innen, UK-Fachtherapeut:innen oder in der Frühförderung wird untersucht, in welcher sprachlichen Entwicklungsphase sich das Kind befindet. Auch wenn das Kind noch kein Wort spricht, können die sogenannten „Vorausläuferfähigkeiten“ (Blickkontakt, Triangulieren, Objektpermanenz, Nachahmung etc.) für den Spracherwerb sowie das Sprachverständnis überprüft werden. Lassen Sie die Überprüfung durch Expert:innen vornehmen und entscheiden Sie dann gemeinsam, was der nächste Schritt in der Förderung Ihres Kindes sein soll (s. Kapitel *„Frühe Förderung der Kommunikations- und Sprachentwicklung“*). Falls das Kind beispielsweise keinen Blickkontakt zeigt oder die Objektpermanenz, also das Verständnis, dass etwas vorhanden ist, auch wenn man es nicht sieht, noch nicht erworben hat, so sollten in Frühförderung, Sprachtherapie und im Alltag verstärkt diese Fähigkeiten gefördert werden.

Wird das Kind denn sprechen lernen oder wird es immer gebärden?

Diese Frage wird mir immer wieder sowohl von Eltern als auch von Erzieher:innen und Therapeut:innen gestellt. Wissenschaftliche Studien sowie unsere Therapieerfahrungen haben gezeigt, dass Gebärden in der Sprachentwicklung von Kindern mit Trisomie 21 eine sprachanbahnende und sprachunterstützende Funktion haben. Darüber hinaus muss die Frage gestellt werden, wie die Kinder mit Trisomie 21 ohne ausreichende oder verständliche Lautsprache sich alternativ mitteilen sollen. Alle Kinder haben das Bedürfnis nach Kommunikation und Teilhabe. Dies gelingt mit Lautsprachunterstützenden Gebärden sehr schnell und durch erfolgreiche Kommunikation wird auch Verhaltensbesonderheiten entgegengewirkt (s. *„Verhaltensbesonderheiten und Kommunikation“*).

Wir alle möchten, dass das Kind Lautsprache erwirbt und möglichst verständlich sprechen lernt. Damit dies gelingt, sollte jede lautsprachliche Äußerung (Lallen, Silben, unvollständige Wörter, Wörter) mit freudigen Reaktionen vom Umfeld gewürdigt werden. Dazu gehört, dass die Äußerungen wiederholt werden und ggfs. aus Lautwiederholungen von den Erwachsenen Wörter geformt werden. Wenn beispielsweise das Kind /mamamam/ produziert, wird das Umfeld daraus ein /Mama/ formen und dem Kind widerspiegeln. Alles, was mit Lautsprache zu tun hat, sollte besonders gewürdigt und wiederholt werden. So können Tiergeräusche und andere Lautquellen (Polizeiauto, Uhr etc.) bewusst mit dem Kind nachgeahmt werden.
Die Erfahrung zeigt, dass Kinder, sobald sie ein Wort sprechen können, die Gebärde von alleine fallen lassen. Das, was Ihr Kind lautsprachlich realisieren kann, soll es selbstverständlich auch mit Worten oder mit Silben (ato für Auto) ausdrücken.

Gebärdensammlungen in Deutschland

In Deutschland haben Etta Wilken und das von ihr entwickelte GuK-System wesentlich dazu beigetragen, dass der Einsatz von Gebärden bei Kindern mit Trisomie 21 zur Förderung der Sprachentwicklung angewendet wird.
Es ist ihr zu verdanken, dass mittlerweile vielen Kindern mit Trisomie 21 frühzeitig Gebärden zur Kommunikation angeboten werden. Da diese Kinder eine späte und stark verzögerte Sprachentwicklung zeigen, gleichzeitig aber ein hohes kommunikatives Bedürfnis haben, wird mit dem Gebärdenangebot eine drohende „kommunikative“ Isolation und Ausgrenzung verhindert.
In Deutschland bestehen verschiedene Gebärdensammlungen, daher ist die Frage zu stellen, welche Gebärdensammlung für ein Kind mit Trisomie 21 zur Förderung mit Lautsprachunterstützenden Gebärden ausgewählt werden soll. Um eine möglichst

einheitliche Verwendung von Lautsprachunterstützenden Gebärden sicherzustellen, empfehlen wir die Gebärden aus der DGS zu verwenden, die in Deutschland am weitesten verbreitet und zukunftsfähig ist.

In Deutschland existieren verschiedene Gebärdensammlungen, die in Frühförderung, Kita, Schule, Sprachtherapie etc. eingesetzt werden, um Kindern ohne ausreichende Lautsprache oder mit eingeschränkten Deutschkenntnissen eine Unterstützung in der Kommunikation zu geben. Zu diesen Gebärdensammlungen zählen u. a.:

- Das Wörterbuch der Deutschen Gebärdensprache (Karin Kestner Verlag)
- Gebärdenlexikon (Maisch/Wisch)
- EIS APP (Wörterfabrik für Unterstützte Kommunikation UG)
- Gebärden-unterstützte Kommunikation (GuK)
- SIGN (SIGNdigital, SIGN-Box): (Heilpädagogische Hilfen Osnabrück gGmbH)
- MAKATON (Walker/Johnson/Conforth)
- Schau doch meine Hände an (Bundesverband evangelische Behindertenhilfe e. V.)
- Tommys Gebärdenwelt (Karin Kestner)
- Talking Hands Flipbooks, APP (talking hands flipbooks GmbH)

Alle diese Gebärdensammlungen können zur Förderung der Kinder mithilfe der Methode „Lautsprachunterstützende Gebärden“ verwendet werden. Die hier genannten Gebärdensammlungen unterscheiden sich in verschiedenen Aspekten. Einerseits verwenden nicht alle die Gebärden aus der Deutschen Gebärdensprache, sondern beinhalten auch Gebärden, die eine vereinfachte Form der DGS Gebärden darstellen und sich daher teilweise erheblich von den DGS Gebärden unterscheiden.
Andererseits bieten aktuell nur SIGNdigital und der Karin Kestner Verlag Webversionen mit Videos, Abbildungen und der Möglichkeit individualisierter Lernlisten, Druckvorlagen an. SIGNdigital verwendet zusätzlich Metacom®-Symbole und ermöglicht auch das Abspeichern eigener Gebärden.

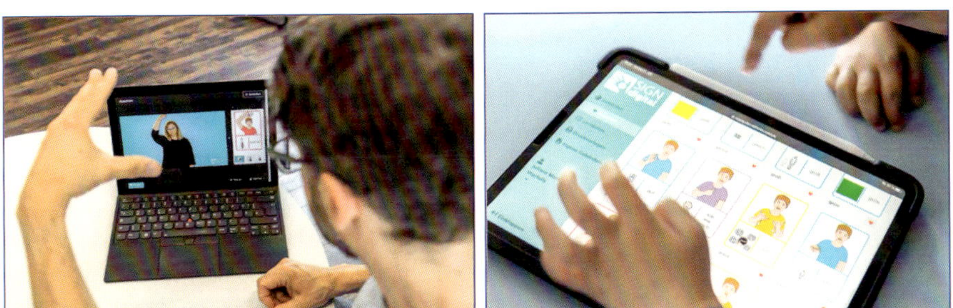

Gebärden lernen mit SIGNdigital

Kita, Schule, Frühförderung, Sprachtherapie & Co: Welche Gebärdensammlung soll genutzt werden?

Leider wird oft zu kurz gedacht. Die Therapeutin kennt die Gebärdensammlung X und wendet sie deshalb an. Die Eltern haben aber von der Gebärdensammlung Y Gutes gehört und haben schon nach diesem System begonnen. In der Kita wird aber nach der Gebärdensammlung Z gebärdet. Und in der Schule? Nicht selten wird in der Schule wieder eine andere Gebärdensammlung verwendet. Was bedeutet dies für das Kind mit Trisomie 21? Viele Gebärdensammlungen zeigen starke Ähnlichkeiten. Für die meisten Menschen ist es kein Problem, für ein und dasselbe Ding verschiedene Wörter zu verstehen und zu gebrauchen, so wie je nach Region für das Wort „Brötchen" Semmel, Schrippe, Brötchen verwendet wird. Für ein Kind mit Trisomie 21 stellt es jedoch eine Herausforderung dar, verschiedene Gebärden für ein und dasselbe zu verstehen oder gar anzuwenden. Deshalb plädieren wir dafür, wenn möglich die Gebärden aus der Deutschen Gebärdensprache (DGS) zu verwenden. Einerseits kann damit sichergestellt werden, dass möglichst viele Menschen mit den Kindern kommunizieren können, da die DGS von Menschen mit Hörschädigungen und ihren Angehörigen verwendet wird. Andererseits kann damit gewährleistet werden, dass wenn das Kind umzieht oder neue Bezugspersonen bekommt, alle die gleichen Gebärden verwenden.

Elektronische und nicht-elektronische Methoden der Unterstützten Kommunikation

Zu den Methoden der Unterstützten Kommunikation zählen neben den Gebärden auch zahlreiche Methoden, bei denen grafische Symbole entweder in Form von Karten oder Tafeln (**nicht-elektronische Methoden**) oder sprechende Taster sowie Talker (**elektronische Methoden**) verwendet werden. Diese Symboltafeln oder elektronische Kommunikationshilfen werden meist dann angewendet, wenn auch nach intensiver Förderung und Therapie die Lautsprache zur mündlichen Kommunikation nicht ausreicht oder so unverständlich ist, dass die Gesprächspartner das Kind oder den Jugendlichen/Erwachsenen mit Trisomie 21 nicht verstehen.

Nicht-elektronische Kommunikationsformen: grafische Symbole und Symboltafeln

Grafische Symbole können vielfältig zur Kommunikation und zur Alltagsstrukturierung angewendet werden. Auch bei grafischen Symbolen gibt es verschiedene Symbolsammlungen, jedoch wird in Deutschland vor allem die Metacom®-Symbolsammlung angewendet. Grafische Symbole können als Einzelkarten genutzt werden oder sie sind auf Kommunikationstafeln oder in Kommunikationsordnern in einer festgelegten Position angeordnet. Anders als bei den Einzelsymbolen können mit einer Tafel oder einem Ordner Fragen gestellt, Handlungen kommentiert und ganze Sätze gebildet werden. Bei Kindern und Jugendlichen mit Trisomie 21, die keine Lautsprache, Lautsprache nur auf Wortebene oder stark unverständliche Lautsprache verwenden, bietet es sich an, die Kölner Kommunikationstafel oder den Kölner Kommunikationsordner mit Kern- und Randvokabular (Sachse/Boenisch) als Kommunikationshilfe auszuwählen.

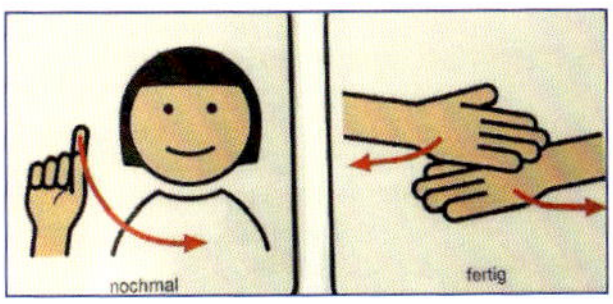

Einzelsymbole /noch mal/ , /fertig/ (METACOM Symbole © Annette Kitzinger)

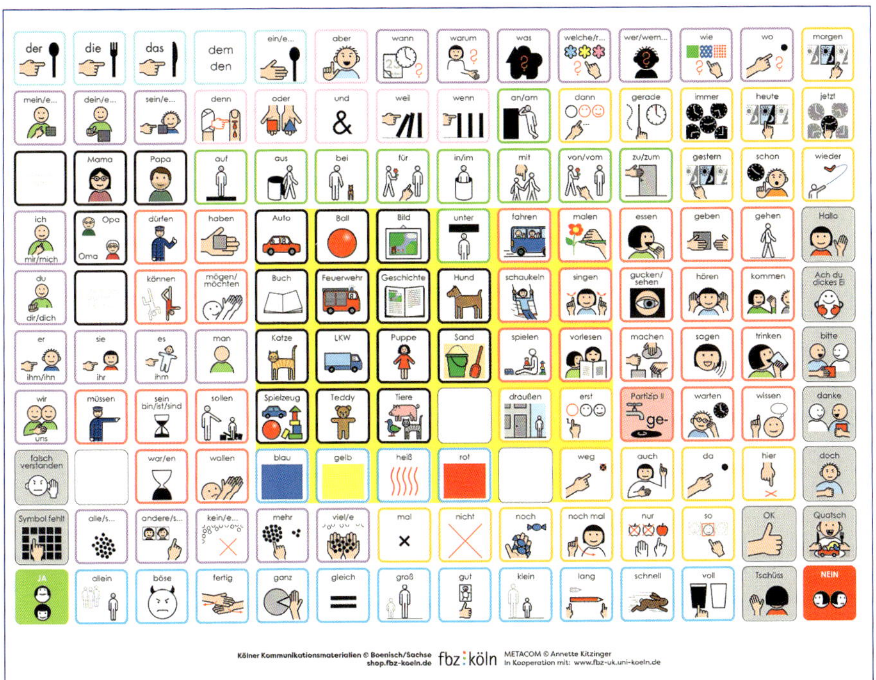

Kölner Kommunikationstafel © Boenisch/Sachse

Viele Kinder und Jugendliche mit Trisomie 21 haben Merkfähigkeitsbesonderheiten und Probleme beim Sprachverständnis, insbesondere wenn sie keine visuellen Hilfen zur gesprochenen Sprache angeboten bekommen. Deshalb werden in Kita, Schule, Therapie und Förderung auch grafische Symbole genutzt, um Abläufe zu strukturieren und anzukündigen. Die bekannteste Methode zur Visualisierung und Strukturierung ist das **TEACCH-Konzept** (Häusler), bei dem zeitliche und räumliche Strukturierungen durch beispielsweise Tages- oder Wochenpläne sowie zur Beschilderung von Räumen vorgenommen werden. Das Kind mit Trisomie 21 kann sich so besser selbst organisieren lernen, indem es auf den Plänen nachschaut, was als Nächstes angezeigt wird. Auch beim Erlernen von komplexen Handlungen kann ein Handlungsplan mit Symbolen helfen.

Auch **„Ich-Bücher“** oder **„Über-mich-Bücher“** können mit grafischen Symbolen, ergänzt durch Fotos und Schrift gestaltet werden. Die Ich-Bücher beinhalten meist Informationen über die Familienangehörigen, die Lieblingsspiel- und Esssachen, die Kita sowie andere interessante Informationen über das Kind. Mit einem Ich-Buch kann das Kind oder der Jugendliche auch mit stark eingeschränkter Lautsprache von sich selbst berichten. „Ich-Bücher“ und „**Erzählbücher** über meinen Alltag“ können aber auch digital auf einem Tablet erstellt werden (siehe Fotos).

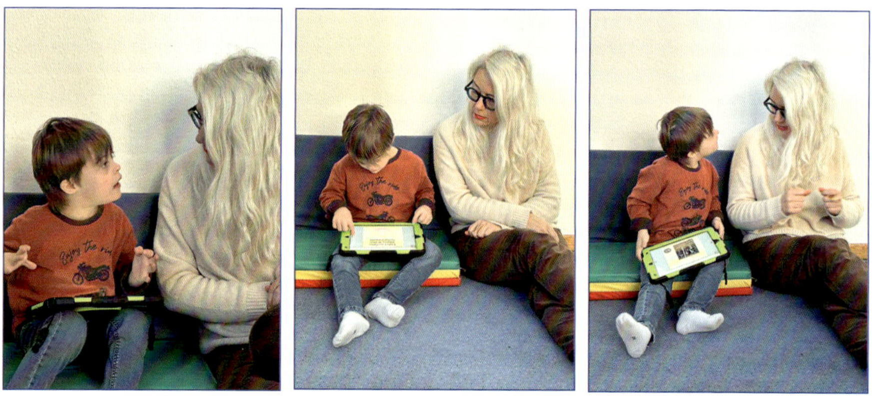

Erzählen mit dem Tablet: Fahrt zur Oma

Elektronische Kommunikationshilfen

Kinder, Jugendliche und Erwachsene, bei denen keine ausreichende Kommunikation über Lautsprache sichergestellt werden kann, können **einfache** und **komplexe** **elek-**

tronische Kommunikationshilfen zur Kommunikation nutzen. Wobei diese häufig erst nach der Förderung mit Lautsprachunterstützenden Gebärden zum Einsatz kommen. In den meisten Fällen erwirbt das Kind eine ausreichende und verständliche Lautsprache. Ist dies jedoch nicht der Fall, dann bieten sich elektronische Kommunikationshilfen an.

Einfache elektronische Kommunikationshilfen sind sprechende Taster (z. B. BIGmack® oder Step-by-Step®) oder statische Geräte, die keine digitale Oberfläche besitzen. Sowohl auf dem sprechenden Taster als auch auf den statischen Geräten wird gesprochene Sprache aufgenommen, die dann über Taster oder Felder mit grafischen Symbolen abgespielt werden kann. Die einfachen elektronischen Kommunikationshilfen haben für Kinder mit Trisomie 21 in den letzten Jahren immer weniger Bedeutung, da der Nutzen der digitalen Hilfen auch bei Kindern mit Neurodiversität große Vorteile mit sich bringt.

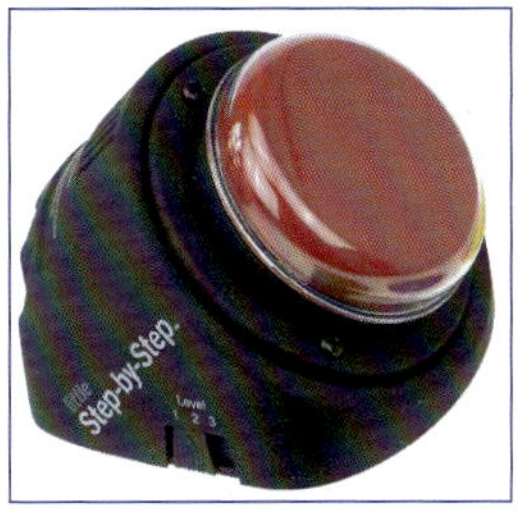

Step-by-Step

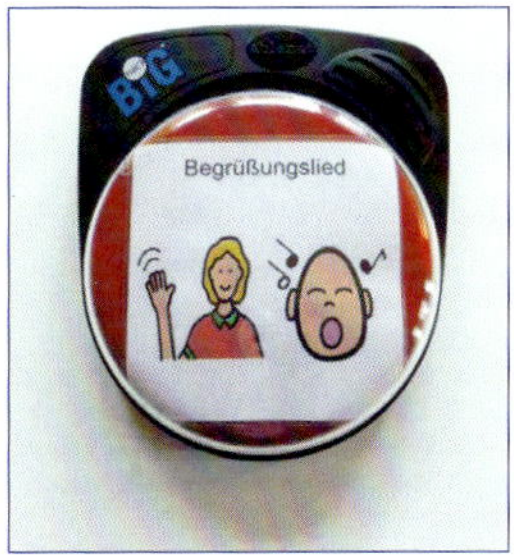

BIGmack

Komplexe elektronische Kommunikationshilfen (Tablets, Computer) sind in Deutschland in einer großen Auswahl im Angebot. Mit den sogenannten Talkern können Kinder und Jugendliche einen umfangreichen Wortschatz, Satzbau und Grammatik erlernen und in der Kommunikation nutzen.
Komplexe elektronische Geräte sind immer dann sinnvoll, wenn:

- das Kind noch keine Möglichkeit hat, zu berichten oder zu erzählen. Durch verschiedene Apps (Go Talk Now, Tagebuch-Apps, digitale individuelle Bücher) kann das Kind im Elternhaus von der Kita und in der Kita von seinem Elternhaus erzählen. Ich-Bücher und Erlebnisbücher können erstellt werden und verhelfen dem Kind so zur Teilhabe.
- das Kind oder der Jugendliche über keine ausreichende Lautsprache verfügt, die Sprachentwicklung sich aber auf den anderen Sprachebenen (Wortschatz, Sprachverständnis, Grammatik) schneller entwickelt.
- komplexe grammatikalische Strukturen erlernt werden.
- Schriftsprache erlernt wird.

Die Entscheidung, eine elektronische oder nicht-elektronische Kommunikationshilfe zu nutzen, sollte im transdisziplinären Team (Eltern, Kita oder Schule, Frühförderung, Therapie) getroffen werden. Auch ein Talker oder eine Kommunikationstafel setzen ein sehr aktives Umfeld voraus! Alle, die mit dem Kind oder dem Jugendlichen mit Trisomie 21 kommunizieren, müssen bereit sein, diese Hilfen mit Zeit und Geduld anzuwenden.

Nur durch Modelling wird das Kind oder der Jugendliche mit Trisomie 21 die Funktion und den Nutzen erlernen.

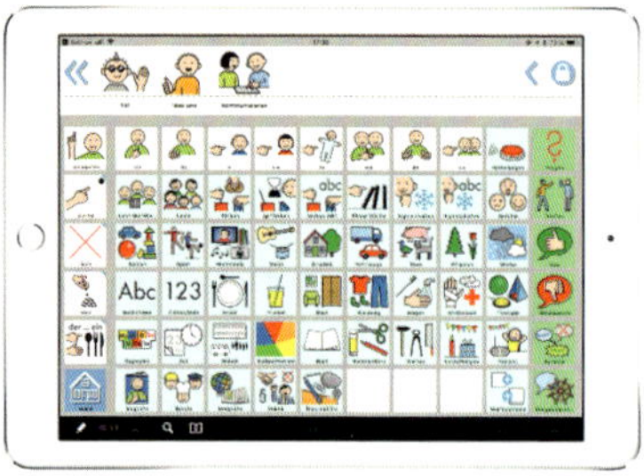

iPad mit Meta Talk (Kitzinger)

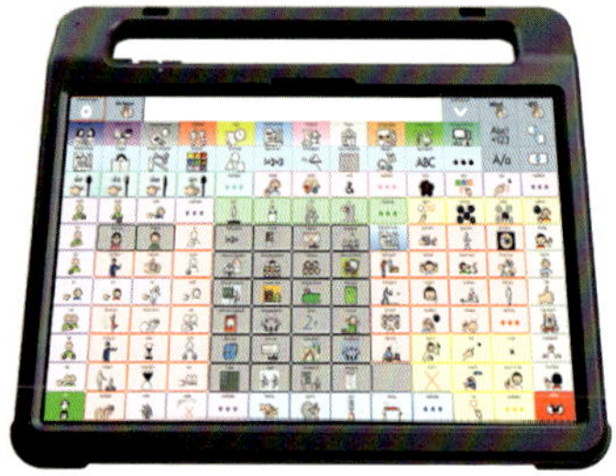

MyCORE (RehaMedia)

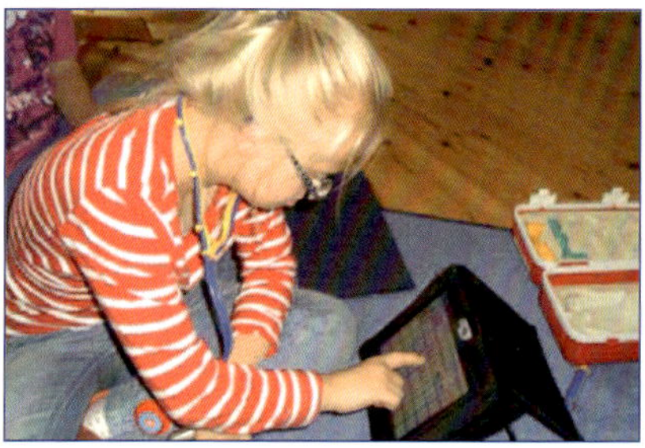

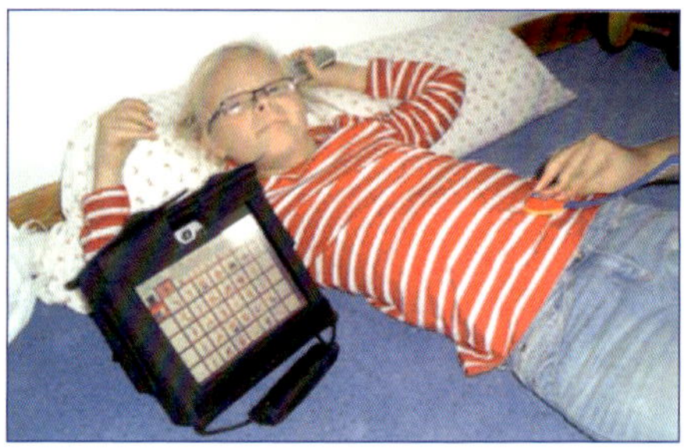

Rollenspiel mit elektronischer Kommunikationshilfe

Elektronische Kommunikationshilfen sind Hilfsmittel und werden vom Kinderarzt verordnet. Bei der Auswahl der geeigneten elektronischen Kommunikationshilfe ist es ratsam, verschiedene Hilfsmittel auszuprobieren. Eine firmenunabhängige umfassende Diagnostik und Beratung sollte vor der Beantragung einer Kommunikationshilfe stattfinden. In Deutschland bieten Beratungsstellen für Unterstützte Kommunikation die Möglichkeit, verschiedene Symboltafeln und elektronische Kommunikationshilfen auszuprobieren. Sie unterstützen auch die Beantragung dieser Kommunikationshilfen durch eine entsprechende Stellungnahme oder durch ein Gutachten bei der Krankenkasse. Die Adressen von Beratungsstellen für Unterstützte Kommunikation sind unter https://www.gesellschaft-uk.org/ueber-uk/unterstuetzungsangebote.html nach Postleitzahlen aufgelistet zu finden.

ERKLÄRFILME | MATERIAL | LITERATUR | LINKS

Erklärfilme

Das ZUK erklärt: Was ist Unterstützte Kommunikation?
https://www.youtube.com/watch?v=Pa13bWPn_-8
Claudio Castaneda: Die UK-Ideenkiste: Kernvokabular.
https://www.youtube.com/watch?v=WvNq9lMexGg
Claudio Castaneda: Die UK-Ideenkiste: Modelling in der Unterstützten Kommunikation.
https://www.youtube.com/watch?v=qBE7fXks4X4

Literatur

Hellrung, U./Giel, B.: Unterstützte Kommunikation.
https://www.socialnet.de/lexikon/Unterstuetzte-Kommunikation
Boenisch, J./Sachse, St. (2020): Kompendium Unterstützte Kommunikation. Kohlhammer Verlag
Castaneda, C./Fröhlich, N./Waigand, M. (2017): Modelling in der Unterstützten Kommunikation. www.ukcouch.de
Castaneda, C./Waigand, M.: Fahrplan Modelling. Download
https://uk-couch.de/wp-content/uploads/2021/03/Fahrplan-Modelling-A4-Download.pdf
Kaiser-Mantel, H. (2023): Unterstützte Kommunikation in der Sprachtherapie. Bausteine für die Arbeit mit Kindern und Jugendlichen. Reinhardt Verlag
Otto, K./Wimmer, B. ([6]2021): Unterstützte Kommunikation. Ein Ratgeber für Eltern, Angehörige sowie Therapeuten und Pädagogen. Schulz-Kirchner Verlag
Appelbaum, B. (2016). Gebärden in der Sprach- und Kommunikationsförderung. Schulz-Kirchner Verlag

Liederbücher mit Gebärden

In den Liederbüchern finden Sie für jedes Lied den Text, die Noten sowie die Gebärden.
Leber, I./Spiegelhalter, J. (2004): Mit den Händen singen. Ein Kinderliederbuch für Groß und Klein mit Gebärden aus DGS, MAKATON oder „Schau doch meine Hände an". von Loeper
Götze, B./Leber, I./Spiegelhalter, J. (2005): Jetzt geht's richtig los. von Loeper
Götze, B./Leber, I./Spiegelhalter, J. (2006): Bis Weihnachten ist's nicht mehr weit. von Loeper
Singfinger: Liederbuch mit Gebärden.
https://web.kestner.de/shop/unterhaltung/singfinger-liederbuch-mit-gebaerden/

DGS Gebärdensammlungen

Es gibt in Deutschland verschiedene Angebote zum Erlernen der Gebärden der Deutschen Gebärdensprache. Bei u. a. folgenden Anbietern können die Gebärden auf verschiedenen Medien im Video angeschaut und auch als Foto oder Grafik ausgedruckt werden:
SIGN-Digital: https://sign-digital.de/
Karin Kestner Verlag: web.kestner.de

| Sprachförderung durch Literacy und „Frühes Lesen“

Lesen als Tor zur Teilhabe

Lesen können ist für alle Menschen ein Tor in die Selbstständigkeit, Teilhabe und Lebensgestaltung.
In unserer Gesellschaft hat Schrift eine zunehmend große Bedeutung. Viele Kommunikationswege (Mails, Textnachrichten, SMS) basieren auf Lese- und Schreibkompetenz. Der Zugang zu vielen Medien und zu Social Media ist ebenfalls vor allem durch Lesen und/oder Schreiben möglich. Die Orientierung im öffentlichen Raum (Straßenschilder, Fahrpläne, Menükarten, Zeittafeln, Raumschilder, Supermärkte, Kinotafeln etc.) ist oft nur möglich, wenn Lesekompetenz vorhanden ist.
Kinder und Jugendliche mit Trisomie 21 habe eine Stärke bei der Wahrnehmung von allen visuell – also sichtbar – präsentierten Dingen. Das gesprochene Wort dagegen können viele Kinder und Jugendliche mit Trisomie 21 nicht so gut im Kurzzeitspeicher halten und damit ist Lernen für sie erschwert. Das geschriebene Wort hingegen kann immer wieder angeschaut werden und auch als Orientierung dienen. Bei den meisten typischen Menschen wird die Schrift auch täglich zur Strukturierung und Orientierung (Stundenplan, Kalender, Einkaufszettel, Notizen, Hausaufgabenbuch etc.) genutzt.
Da viele Kinder und Jugendliche mit Trisomie 21 „visuelle Blitzlerner“ sind, sollte früh und intensiv die Schrift in unterschiedlichen Formen zur Förderung der Sprache, des Lernens und der Orientierung genutzt werden.
Der eine Weg ist die alltägliche Förderung durch das sogenannte „Literacy“ und der andere Weg ist das strukturierte Training „Frühes Lesen“.

Literacy

Literacy ist ein Begriff, der alle Kompetenzen rund um Lesen und Schreiben umfasst. Literacy will beispielsweise im Vorschulalter Kindern die Freude am Lesen vermitteln, jede Form von Schrift nahebringen, Vertrautheit mit Buchstaben und Büchern schaffen. Schrift ist – wie auch die gesprochene Sprache – ein Symbolsystem und eine wichtige Kommunikationsform in unserer Gesellschaft. Nur wer seinen eignen Namen lesen kann, kann ihn auch wiederfinden. Wer Buchstaben kennt, findet schnell heraus, dass Buchstaben durch gesprochene Laute repräsentiert werden können. Wer ein paar Wörter lesen kann, kann sich besser orientieren, Medien nutzen, hat einen einfacheren Zugang zu Bildung, kann seine Freizeit vielfältig gestalten, Buchstaben erkennen und irgendwann in der Schulzeit dann sogar lernen flüssig zu lesen. Literacy, also der freudvolle Umgang mit Schriftsprache, kann fast überall gefördert werden:

- in der Tagespflege
- in der Kita
- zu Hause
- in der Frühförderung
- in den Therapien.

Dazu ist es notwendig, dass bei den Erwachsenen ein Bewusstsein für die Bedeutung von Schrift geschaffen wird, damit sie entsprechend handeln und die Umgebungen gestalten können. Literacy-Erziehung bezieht sich auf viele Bereiche:

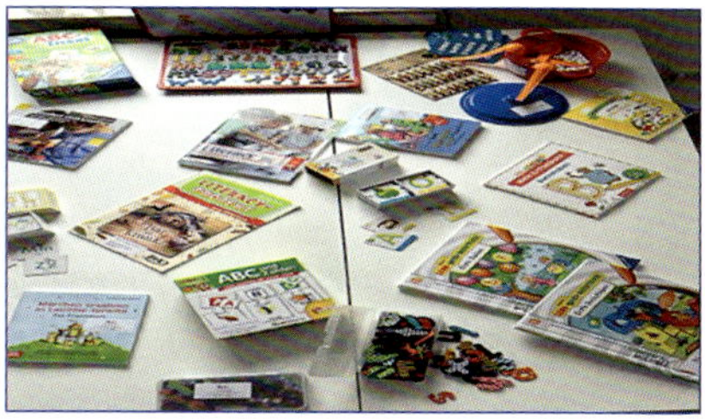

Literacy-Material

- regelmäßige, gezielte Angebote wie Bilderbuchbetrachtung, Vorlesen etc.
- alltägliche freudvolle Begegnung von Kindern und Erwachsenen mit Büchern, Geschichten, Reimen und Schrift ...
- Gespräche und der Austausch über Schrift
- bewusstes Einbeziehen von Buchstaben und Schreiben
- Förderung Buchstabenlernen, Ganzwörterlernen
- eine lese-/schreibfreundliche Raum- und Umgebungsgestaltung
- ...

Literacy-Material

Aktuell ist Literacy in Kitas noch kein fester Bestandteil der frühkindlichen Bildung und Erziehung. Gerade aber für Kinder mit Trisomie 21 bedeutet der Einbezug von sichtbarer Schrift eine Unterstützung beim Wahrnehmen, Speichern und Lernen. Kinder und Jugendliche mit Trisomie 21 können durch die Verbindung von Lautsprache und Schriftsprache leichter lernen!
An der Universität zu Köln hat das Forschungs- und Beratungszentrum für Unterstützte Kommunikation im Rahmen eines Forschungsprojektes zu Literacy & Inklusion vielfältige Materialien entwickelt, die sehr einfach in Kita, Grundschule und zu Hause umsetzbar sind. In dem sogenannten „LINK"-Kalender findet man Förderideen für ein ganzes Kita-Jahr. Die Materialien sind kostenfrei zugänglich.

MATERIALTIPP

LINK-Kalender: Literacy, Inklusion, Kommunikation. (Hrsg.: Forschungs- und Beratungszentrum für Unterstützte Kommunikation & Forschungsstelle Literacy & Inklusion, Universität zu Köln) https://www.fbz-uk.uni-koeln.de → images → 1-Link

Horneber, A. (2018): Leselust statt Lesefrust. Literacy und lustvoller Schriftspracherwerb. Ein Praxishandbuch im Kontext Unterstützter Kommunikation. von Loeper

Frühes Lesen

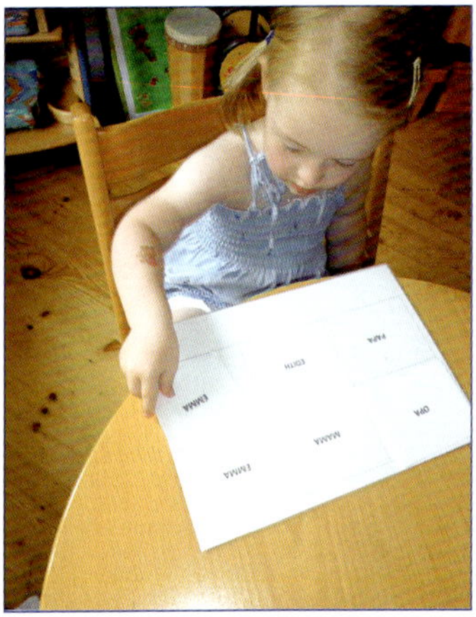

Frühes Lesen: Wortebene

Der Förderansatz „Frühes Lesen" wurde von Patricia Oelwein in den 1970er Jahren in Amerika entwickelt. Ihr Praxisbuch erschien im Jahr 2002. Oelwein setzte sich engagiert dafür ein, dass Kinder mit Trisomie 21 integrativ beschult werden und Lesen lernen. An der Macquarie Universität in Australien wurde dieses Programm modifiziert und in Deutschland im „Kleine Schritte Programm, Band 9" 2002 veröffentlicht. Obwohl beide Praxisbücher schon sehr früh in Deutschland erschienen sind, hat sich „Frühes Lesen" in den deutschsprachigen Ländern nur sehr langsam als Fördermethode etabliert. Es ist insbesondere den Social-Media-Kanälen zu verdanken, dass „Frühes Lesen" verstärkt und als Standardmethode für Kinder mit Trisomie 21 eingesetzt wird.

Frühes Lesen auf Wortebene

Die Methode „Frühes Lesen" nutzt das Ganzwortlesen und wird bei Kindern mit Trisomie 21 angewendet, weil sie besser über das „Sehen" als über das „Hören" lernen können. Studien haben gezeigt, dass bei Kindern mit Trisomie 21 das sogenannte „visuelle" Gedächtnis, also die Speicherung für „Gesehenes", besser ausgebildet ist als das „auditive" Gedächtnis, d. h. die Speicherung von „Gehörtem".

Durch das „Frühe Lesen" werden die starken visuellen Fähigkeiten genutzt, indem für das Kind wichtige Wörter durch die Schrift „visualisiert" werden. Dadurch sollen auditive Schwächen kompensiert und das Lernen unterstützt werden. Durch die visuelle Präsentation durch Schrift soll erreicht werden, dass Wörter besser abgespeichert werden können.

Ziele „Frühes Lesen":

- Förderung der Artikulation
- Förderung Wortschatz
- Aufbau von Satzstrukturen
- Förderung von Aufmerksamkeit und Konzentration
- Buchstabenlernen, Bewusstmachen der Laut-Buchstaben-Verbindung
- Vorbereitung des Lesenlernens in der Schule

Man geht davon aus, dass fast alle Kinder und Jugendlichen das Lesen auf unterschiedlichen Kompetenzniveaus erlernen können. Es gibt jedoch einige Voraussetzungen beim Kind, aber auch in der Umwelt, die erfüllt sein sollten, damit die Methode „Frühes Lesen" gelingt. Für Kinder und Jugendliche mit Trisomie 21 mit einer schweren kognitiven Entwicklungsstörung, die nicht die Möglichkeit haben, das Symbolverständnis zu erwerben, können andere Methoden aus der „Unterstützten Kommunikation" (s. Kapitel *„Unterstützte Kommunikation und Gebärden"*) den Spracherwerb und die Kommunikation fördern. Die Beschreibung der Methode „Frühes Lesen", so wie sie hier aufgezeigt wird, integriert verschiedene Ansätze und basiert auf der langjährigen Praxiserfahrung mit Kindern und Jugendlichen mit Neurodiversität.

Voraussetzungen beim Kind:

- Seh- und Hörvermögen wurden überprüft und sind ggfs. durch Brille oder/und Hörgerät korrigiert.
- Eine ausreichende Aufmerksamkeitsspanne, die eine kurze Konzentration und Arbeitsphase am Tisch ermöglicht, ist vorhanden.
- Das Sprachverständnis für mündliche Anweisungen und für Aufforderungen, z. B.: „sieh mal; nimm; gib mir; lege ..." ist vorhanden.
- Fotos, Dinge, Bilder können als gleich oder unterschiedlich erkannt werden.
- Eine Fachperson hat die Vorausläuferfähigkeiten überprüft und das Symbolverständnis ist vorhanden.
- Das Kind spricht bereits ein paar Wörter.

Ab wann kann mit dem Frühen Lesen begonnen werden?

Eine Altersangabe ist kaum möglich, da Kinder mit Trisomie 21 und Gebärden sich sehr unterschiedlich entwickeln. Wenn die Voraussetzungen beim Kind und in der Umwelt erfüllt sind (s. o.), kann mit dem Programm begonnen werden. Bei zahlreichen Kindern kann ca. 2 Jahre vor dem Schuleintritt mit dem „Frühen Lesen" begonnen werden.

Damit die Kinder und Jugendlichen die Wörter nicht nur im Kurzzeitspeicher ablegen, sondern auch ein langfristiger Erfolg eintritt, muss möglichst 4- bis 5-mal in der Woche geübt werden. Dies setzt ein engagiertes Umfeld voraus, wobei hier ausdrücklich darauf hingewiesen wird, dass die Übungseinheiten sehr gut auch von den verschiedenen Fachdisziplinen (Sprachtherapie, Frühförderung, Ergotherapie) und ggfs. auch von Inklusionskräften übernommen werden können. Dies entlastet die Eltern/Angehörigen und gleichzeitig wird dadurch auch immer wieder – im Sinne von Literacy – Schrift im Alltag des Kindes lebendig.

Voraussetzungen in der Umwelt:

- 5 x wöchentliches Üben, ca. 10 Minuten, je nach Motivation gerne auch länger (Wer konkret kann an welchen Tagen üben?)
- Eine in „Frühes Lesen" weitergebildete Person, die alle in die Methode einführt und das praktische Vorgehen zeigt
- Eine verantwortliche Person für das „Frühe Lesen" mit Computer/Drucker, Laminiergerät
- Anfertigung der individuellen Bild-/Fotokarten
- Anfertigung der individuellen Wortkarten
- „Anlegen & Pflege" eines Lese-Ordners
- Alternativ kann auch mit käuflich zu erwerbendem Material (siehe Infobox S. 56) geübt werden.

Methode „Frühes Lesen"

Es handelt sich um ein hierarchisch aufgebautes Programm, wobei möglichst vor Beginn ein/eine Sprachtherapeut:in oder eine mit dem Konzept erfahrene Person überprüfen sollte, ob die Voraussetzungen beim Kind (s. o.) erworben sind. Die Methode beginnt mit der Überprüfung der optischen Unterscheidung durch das Zuordnen von Bildkarten. Nach der Methode des „offenen" Memorys oder auch des Bilderlottos muss das Kind jeweils gleiche Bilder aufeinanderlegen. Wenn es dies beherrscht, wird die Methode mit Wortkarten wiederholt. In einem mehrstufigen Programm wird das Kind gefördert, diese Karten zu lesen. Wenn es ca. 30–50 Wörter lesen kann, wird nach derselben Methode mit dem Erlernen von Einzelbuchstaben begonnen. Aufgrund meiner eigenen sprachtherapeutischen Erfahrung mit dem Konzept des „Frühen Lesens" empfehle ich, bei der Auswahl der Bilder und Wortkarten Begriffe zu wählen, die aus dem direkten Umfeld des Kindes stammen und eine hohe Bedeutung für das Kind haben. Eine gute Mitarbeit und hohe Motivation beim Kind erreicht man häufig, indem man mit den Fotos der Familienangehörigen (inklusive Haustiere) und wichtigsten Bezugspersonen (z. B. auch der Erzieherin) beginnt. Außerdem hat es sich bewährt, Wortfeld für Wortfeld zu erarbeiten.

Bei den Wortfeldern sollte wieder aus der Perspektive des Kindes geschaut werden. Was sind für Kinder wichtige Themen und Wörter? Welche Wörter wären gut, verständlicher auszusprechen, damit das Kind im Alltag besser verstanden wird und besser teilhaben kann? Das Stufenprogramm besteht aus folgenden Elementen:

- Stufe 1: Training optischer Unterscheidung durch Bilder-Lotto

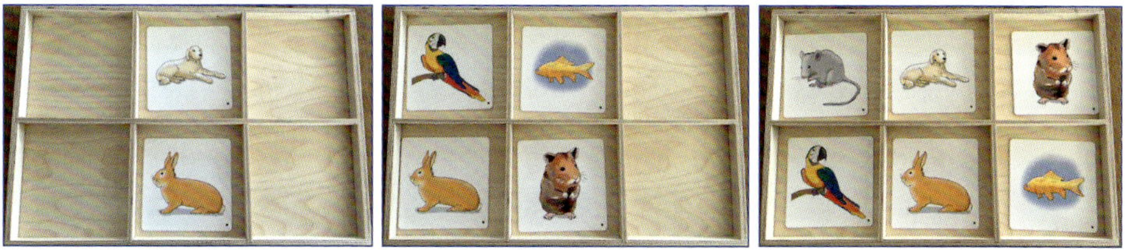

Zuordnen von gleichen Bildern aus dem Wortfeld „Tiere“.
Material: VerstehenSprechenLesen VSL (PROLOG)

- Stufe 2: Training optische Unterscheidung durch Wort-Lotto

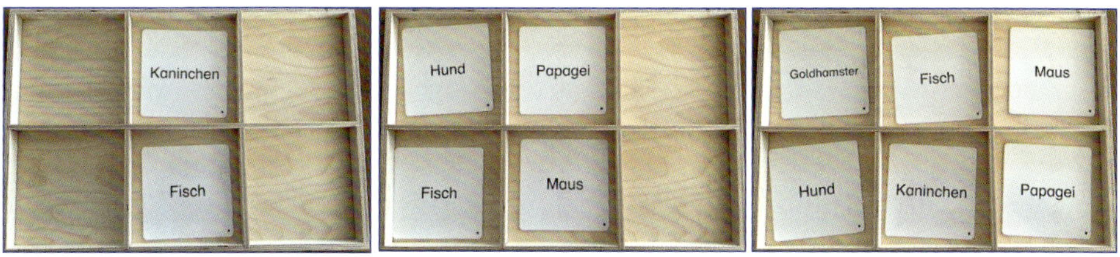

Zuordnen von gleichen Wörtern aus dem Wortfeld „Tiere“.
Material: VerstehenSprechenLesen VSL (PROLOG)

- Stufe 3: Wörter-Leseprogramm – Frühes Lesen

- Stufe 4: Individuelles Lesen – Lesen von Sätzen – Alltagsbezug

- Stufe 5: Buchstaben-Programm

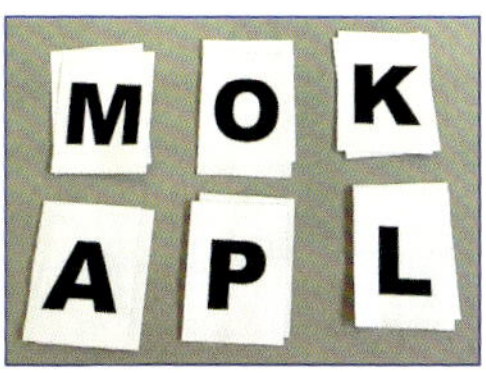

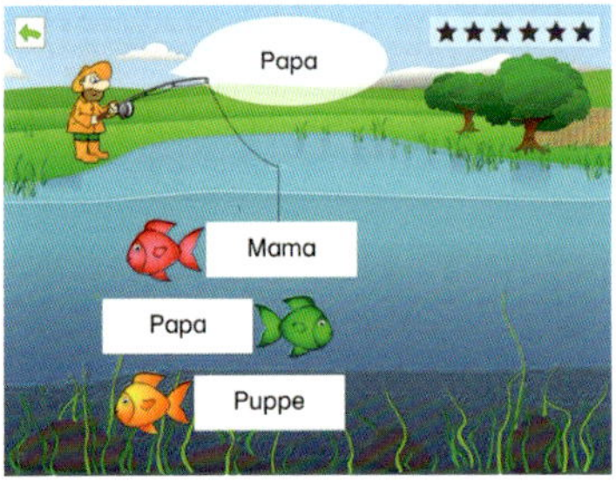

Software/APP: FlashWords AAC (Life Tool)

Als Material wird zurzeit das „VerstehenLesen-Sprechen"-Programm (VSL, s. Fotos oben) zum Kaufen angeboten. Es besteht in der Basisversion aus 144 Bildkarten in 12 Kartensätzen, 144 Schriftkarten in 12 Kartensätzen sowie einem Holzkasten zum Einlegen der Karten und ist im PROLOG Verlag erschienen. Zum Üben am Computer oder am Tablet ist „FlashWords AAC – Software zu der Lesemethode ‚Kleine Schritte' bei der Firma LifeTool erhältlich.

Zusammenfassung

Das Konzept „Frühes Lesen" ist für alle Kinder mit Trisomie 21 geeignet, die die Voraussetzungen dafür erfüllen und über ein aktives Umfeld verfügen, das bereit ist, möglichst mehrmals wöchentlich mit dem Kind zu üben.

LITERATUR | MATERIAL | SOFTWARE&APPS

Literatur

Oelwein, P. L. (^{3}2002): Kinder mit Down-Syndrom lernen lesen – Ein Praxisbuch für Eltern und Lehrer. G & S Verlag

Pieterse, M. & Cairns, S. (2002): Kleine Schritte. Frühförderprogramm für Kinder mit einer Entwicklungsverzögerung. Buch 9 Frühes Lesen. Deutsches Down-Syndrom InfoCenter, Nürnberg

Fördermaterial

Passon, K./Kolb, Ch./Daubach, M. (2006): VSL –VerstehenSprechenLesen. Ein linguistisches Förderprogramm für geistig behinderte Kinder und Jugendliche sowie Late-Talker (von 2–16 Jahre). PROLOG

Software & APP

FlashWords AAC – Software zu der Lesemethode „Kleine Schritte". LifeTool Computer aided Communication. Die APP ist für iPad und Windows erhältlich. https://www.lifetool.at/hilfsmittel/lifetool-apps-fuer-ipad-und-windows/flashwords-aac/

Ohrenkuss: Ein Magazin mit Texten von Menschen mit DS

Kennen Sie schon das Magazin „Ohrenkuss ... da rein, da raus" der downtown Werkstatt für Kultur und Wissenschaft? Das halbjährlich erscheinende Magazin wird mit Texten und Interviews von Menschen mit Trisomie 21 zu jeweils verschiedenen Themen gestaltet: https://www.downtown-werkstatt.de

| Nahrungsaufnahme, Mundatmung & Co

Orofaziale Dysfunktionen

Kinder mit Trisomie 21 können sogenannte orofaziale (orofazial: lat. os = Mund, facies = Gesicht) Störungen zeigen, manchmal wird auch von myofunktioneller Störung (Muskelfunktionsstörung) oder orofazialer Dyskinesie (Bewegungsstörung im Mund-/Gesichtsbereich) gesprochen. Das sind Störungen der Muskelspannung, der Muskelfunktion, der Bewegungsabläufe von Lippen, Wangen, Zunge, Gaumensegel und/oder Störungen der Wahrnehmung im Mund-/Gesichtsbereich. Bei Kindern mit Trisomie 21 können diese Veränderungen aufgrund verschiedener Ursachen auftreten, die einerseits genetisch bedingt sein können, andererseits aber oft auch die Folge von Wechselwirkungen unterschiedlicher Faktoren sind. In der folgenden Abbildung werden die Wechselwirkungen im Mund-/Gesichtsbereich bei Kindern mit Trisomie 21 aufgezeigt. Ich weise ausdrücklich darauf hin, dass orofaziale Dysfunktionen auftreten **können**, aber nicht unbedingt auftreten **müssen**.

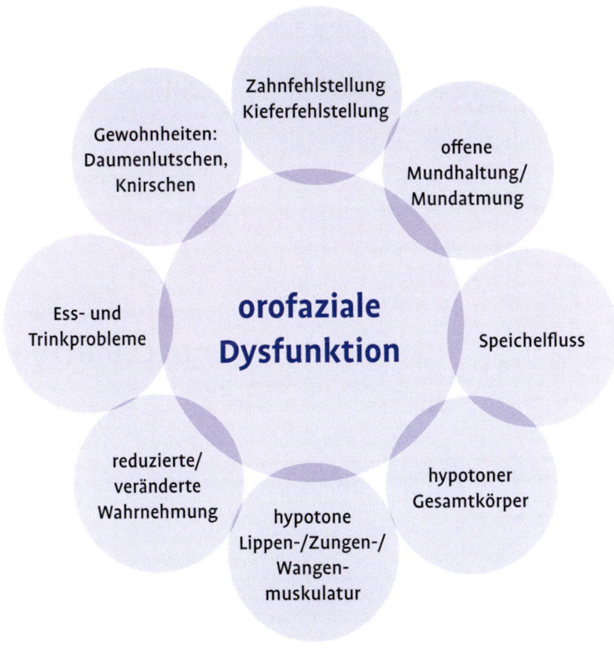
orofaziale Dysfunktion
Zahnfehlstellung Kieferfehlstellung
offene Mundhaltung/ Mundatmung
Speichelfluss
hypotoner Gesamtkörper
hypotone Lippen-/Zungen-/ Wangen-muskulatur
reduzierte/ veränderte Wahrnehmung
Ess- und Trinkprobleme
Gewohnheiten: Daumenlutschen, Knirschen

Wechselwirkungen im Mund-/Gesichtsbereich, die bei Kindern mit Trisomie 21 auftreten *können*

Bei den orofazialen Dysfunktionen im Mund- und Gesichtsbereich bei Kindern mit Trisomie 21 ist häufig nicht feststellbar, was Ursache und was Wirkung ist. Im Folgenden nenne ich einige mögliche orofaziale Dysfunktionen, die auftreten können und die sich gegenseitig negativ beeinflussen.
Verantwortlich für viele orofaziale Dysfunktionen sind motorische Einschränkungen, d. h. Probleme bei bestimmten Muskelbewegungen, und/oder sensorische Probleme, d. h. Einschränkungen im Fühlen, Spüren und Wahrnehmen. Eine schlaffe Körperspannung (Hypotonie) beeinflusst die Muskelspannung von Lippen, Zunge, Wangen und Gaumensegel. Eine hypotone Gesichtsmuskulatur, insbesondere eine geringe Lippen- und Kiefermuskulatur, führt häufig zu einem fehlenden Mundschluss. Eine geringe Muskelaktivität und Beweglichkeit im Bereich der Zungen-, Lippen- und Kiefermuskulatur kann Probleme beim Essen und Trinken verursachen. Mit einer geringen Muskelspannung geht häufig einher, dass die Kinder im Mund- und Lippenbereich vermindert wahrnehmen und fühlen. Eine offene Mundhaltung, verbunden mit einer schlaffen Zungenmuskulatur und einer verminderten Wahrnehmung, führt nicht selten dazu, dass Speichel aus dem Mund läuft. Speichelfluss ist für die Umwelt und auch für das Kind eine lästige Angelegenheit. Zahn- und Kieferfehlstellungen – insbesondere der offene Biss in der Zahnfront – werden durch die offene Mundhaltung und das Schlucken gegen die Zähne begünstigt. Lutscht ein Kind lange, d. h. auch noch nach dem dritten Lebensjahr, am Daumen, können Kieferfehlstellungen hervorgerufen werden. Ob Artikulationsstörungen, also Fehlbildungen der Laute und das damit einhergehende unverständliche Sprechen, auch durch die verminderte Muskelspannung und die orofazialen Dysfunktionen hervorgerufen werden, wird von Wissenschaftler:innen unterschiedlich bewertet. Es gibt viele Argumente dafür, dass undeutliches Sprechen und Störungen in der Sprechlautbildung von vielen Faktoren abhängen und die schlaffe Mundmotorik nur ein nachgeordneter Faktor ist.
Viele Sprachtherapeut:innen legen bei Kindern mit Trisomie 21 den Schwerpunkt der Therapie auf die Behandlung der orofazialen Dysfunktionen. Lassen Sie sich von dem/der Therapeut:in genau erklären, warum dies bei Ihrem Kind erforderlich ist und welche **konkreten/alltagsrelevanten** Ziele dadurch angestrebt werden.

Probleme beim Essen, Trinken und Schlucken

Einige Kinder mit Trisomie 21 haben kaum Probleme bei der Nahrungsaufnahme. Bei anderen Kindern sind das Saugen und Trinken von Geburt an erschwert, bei wieder anderen zeigt sich erst im Kleinkindalter eine Auffälligkeit, da zum Beispiel feste Nahrung nicht gekaut wird. Im Folgenden werden verschiedene Probleme aus sprachtherapeutischer

Sicht aufgezeigt und im Anschluss werden Förderideen vorgestellt sowie unterschiedliche Therapiemethoden erklärt.
Selbstverständlich können auch bestimmte Erkrankungen, Nahrungsmittelunverträglichkeiten, Allergien oder psychische Gründe die Nahrungsaufnahme erschweren oder behindern. Erkrankungen des Magen-Darm-Traktes, Durchfall, Verstopfungen, Erbrechen können auch ein Zeichen für eine Glutenunverträglichkeit (Zöliakie) sein. Kinder mit Trisomie 21 haben ein erhöhtes Risiko an Zöliakie zu erkranken. Auch die Ernährung mit einer Sonde kann in den ersten Lebenswochen angezeigt sein. Auf diese Themen sowie auf Ernährungsfragen wie beispielsweise die Diskussion um die Gabe von Nahrungsergänzungen kann hier aus Platzgründen leider nicht eingegangen werden. Weitere Informationen finden Sie beim Deutschen Down-Syndrom Infocenter (https://www.ds-infocenter.de/aktuelles/zoeliakie-und-down-syndrom).

Essen als familiäres und gesellschaftliches Ritual

Essen ist mehr als Nahrungsaufnahme. Essen bedeutet, zusammen am Tisch zu sitzen, den Tagesablauf zu strukturieren, sich gemeinsam zu treffen und manchmal auch zu feiern. Essen ist Genuss: riechen, schmecken, tasten, kalt, warm, heiß, eiskalt, lauwarm ... Kinder mit und ohne Trisomie 21 erleben diese Essens- und Erfahrungsrituale in Gemeinschaft in Familie, Kita und Schule. Für viele Kinder, auch für Kinder mit Trisomie 21, ist es eine Herausforderung, lange Zeit am Tisch zu sitzen, aber jedes Kind wird dies mit der Zeit lernen. Auch eine ausgewogene Ernährung kann nur gelingen, wenn Kinder ein solches Angebot erfahren. Unabhängig von bestimmten Ernährungsphilosophien herrscht Einigkeit darüber, dass der weitgehende Verzicht auf Zucker, der tägliche möglichst mehrmalige Verzehr von Obst, Gemüse und Rohkost sowie eine ausreichende Flüssigkeitszufuhr mit Wasser eine gute Grundlage zur Entwicklung von Körper und Geist sind. „Tischmanieren" sind in jeder Kultur anders und gehören zum gemeinsamen Essen dazu. Unabhängig davon, aus welchem Kulturkreis Sie kommen, bringen Sie Ihrem Kind diese Tisch-/Essensregeln bei. Denken Sie daran, dass viele Kinder mit Trisomie 21 sehr viele Wiederholungen benötigen und Ausnahmen nicht verstehen. Falls Sie gerne in Restaurants gehen, so suchen Sie doch ein kinderfreundliches aus und gehen Sie zu einer frühen Uhrzeit, zu der auch andere Familien mit Kindern essen gehen.

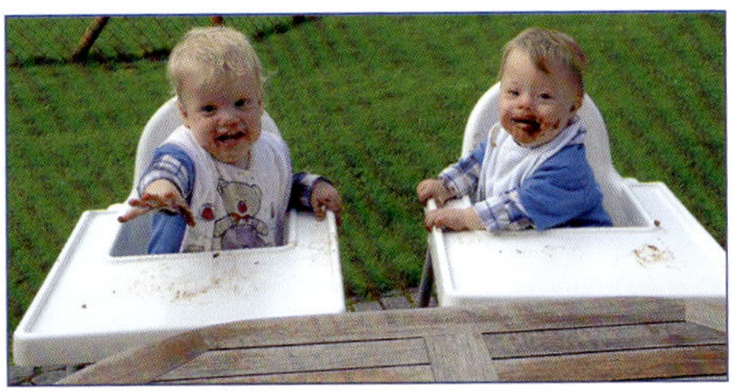

Tobias und Lukas nach dem ersten Schokoladenkeks

LITERATURTIPP

Informationsbroschüre: Ernährung bei Kindern mit Down-Syndrom – eine alternative Sichtweise. Deutsches Down-Syndrom Infocenter.www.ds-infocenter.de

Hübl, N./Winkler, S. (2012): Ernährung im Säuglings- und Kindesalter: Entwicklung und Auffälligkeiten. Ein Ratgeber für Eltern, Angehörige, Therapeuten, Pädagogen und Pflegepersonal. Schulz-Kirchner Verlag

Stillen, Trinken und die Auswahl von Getränken

Die Aufnahme von Flüssigkeit ist lebenswichtig. In den ersten Lebensmonaten wird das Kind mit Trisomie 21 entweder an der Brust oder aus der Flasche trinken. Es ist unumstritten, dass Stillen fördernde Einflüsse auf die Muskelentwicklung von Lippen, Zunge, Kiefer und auf die körperliche Entwicklung hat. Ich persönlich habe jedoch in meiner Tätigkeit als Sprachtherapeutin genügend typische Kinder gesehen, die gestillt wurden und trotzdem orofaziale Auffälligkeiten hatten und auch Kinder, die nicht gestillt wurden und keine Auffälligkeiten hatten. Trinken muss das Kind, aber wie? Falls Sie stillen, so stillen Sie so lange, wie es für Sie und Ihr Kind angenehm ist. Stillen Sie nicht, so achten Sie bei der Auswahl des Flaschensaugers darauf, dass dieser keine zu große Öffnung hat. Auf keinen Fall sollten Sie das Loch im Sauger vergrößern: Das Kind soll seine Lippen- und Wangenmuskeln aktiv einsetzen. Wenn das Kind sitzen kann, ist es Zeit, andere Trinkgefäße auszuprobieren.

Die ausreichende Flüssigkeitszufuhr ist für die Verdauung, die Konzentration und auch zur Vorbeugung von Erkältungskrankheiten wichtig. Pro Kilogramm Körpergewicht werden mindestens 30 ml Flüssigkeit pro Tag empfohlen. Denken Sie bitte daran, dass Milch ein Nahrungsmittel ist und nicht zur Flüssigkeitszufuhr dient. Als Getränk für Säuglinge und Kinder bietet sich vor allem Wasser an. Auf keinen Fall gesüßte Getränke reichen, da diese nicht nur ungesund sind, sondern auch die Zähne schädigen. Auch mit Fruchtsäften sollten Sie sparsam umgehen, da sie Säure enthalten und ebenfalls schädlich für die Zähne sein können.

Welche Flasche? Welcher Sauger? Welcher Becher?

Probieren Sie es einfach aus. Es gibt eine Vielzahl von Babyflaschen-Anbietern auf dem Markt, die meistens verschiedene Sauger für Wasser, Milch und Brei anbieten.

Das Saugen an der Brust oder an der Flasche fördert die Mundmuskulatur. Gerade bei Kindern mit Trisomie 21 ist die Mundmuskulatur oft hypoton (schlaff), sodass das Saugen an der Flasche im Säuglingsalter ein gutes Training für Ihr Kind darstellen kann. Wichtig ist, dass Sie es Ihrem Kind nicht zu leicht machen, sodass die Mundmuskulatur „arbeiten" muss und aktiv ist. Auch die richtige Anwendung von Trinksaugern hat fördernde Bedeutung, wenn Sie beispielsweise Milch nicht aus einem Breisauger oder einem vergrößerten Trinkloch anbieten. Ausnahmen bilden Kinder, die aufgrund eines Herzfehlers oder aufgrund eines instabilen körperlichen Zustands kaum Kraft zum Saugen haben. Hier sollte mit Fachleuten ausprobiert werden, wie es dem Kind ermöglicht wird, ausreichend Nahrung aufzunehmen.

Sobald Ihr Kind selbstständig sitzen kann, sollten Sie verschiedene Becher (mit Schnabel, ohne Schnabel etc.) ausprobieren, damit Ihr Kind nicht unnötig lange ein „Flaschenkind" bleibt.

LITERATURTIPP

Broschüre zum Stillen bei Kindern mit Trisomie 21:

Afgan, J. (2021): Babys mit Down-Syndrom stillen. Bestellen über La Leche Liga Deutschland. Bestellen über: www.lalecheliga.de oder über www.ds-infocenter.de

Kauen

Einige Kinder mit Trisomie 21 kauen unzureichend, d. h., sie zerkleinern die Speisen nur sehr grob. Dabei sind manchmal „Hackbewegungen" des Ober- und Unterkiefers zu beobachten. Andere beißen die Nahrung ab und schlucken sie dann unzerkaut herunter. Dies stellt für den Magen-Darm-Trakt eine Belastung dar und wichtige Nährstoffe können so nicht aufgenommen werden. Aufgrund der geringen Muskelspannung (Hypotonie) der Kiefer-/Kaumuskulatur sowie der Zungenmuskulatur ist es für manche Kinder mit Trisomie 21 sehr mühsam und anstrengend zu kauen. Typischerweise wird beim Kauen die abgebissene Nahrung von der Zunge abwechselnd zwischen die Zahnreihen der rechten und linken Kieferhälften geschoben. Mit kreisenden Bewegungen der beiden Kieferhälften wird nun die Nahrung zerkleinert und mit Speichel zu einem Speisebrei geformt. Dieser wird dann auf der Zungenmitte platziert und dann am Gaumen entlang heruntergeschluckt. Voraussetzungen für ein gesundes Kauen sind sowohl eine gute Muskelspannung von Lippen, Kaumuskulatur und Zunge als auch eine gute Wahrnehmung im Mundraum, da nur so gefühlt werden kann, wo sich die Speise gerade befindet.

Kaustörungen und „Stopfen"

Kaustörungen können, wie oben beschrieben, aufgrund von zu schwacher Muskelspannung oder mangelnder Wahrnehmung der Kaumuskulatur und der Zungenmuskulatur entstehen. Einige Kinder können zwar die Kiefer auf und zu bewegen, jedoch fällt es ihnen schwer, die kreisenden Mahlbewegungen des Oberkiefers und des Unterkiefers durchzuführen. Insbesondere die Seitbewegungen des Unterkiefers fehlen häufig. Sie haben rotierende Kaubewegungsmuster noch nicht erlernt.

In meiner Arbeit als Sprachtherapeutin habe ich beobachtet, dass Kinder sich ein „lässiges" Kauen angewöhnt haben, indem sie 1- bis 2-mal kauen und dann die Speisestücke herunterschlucken. Auch das „In-den-Mund-hinein-Stopfen“ von zu großen Nahrungsmengen wird immer wieder von Eltern berichtet und ist zu beobachten. Eine Ursache für das Stopfen kann auch eine veränderte sensorische Wahrnehmung im Mund sein. Das Kind stopft viel Nahrung in den Mund, da es erst dann die Nahrung spüren kann. Hier ist es notwendig, Verhaltensregeln für das Essen/Kauen einzuführen, damit die Kinder lernen, gut „verarbeitbare“ Portionen zu essen.

Förderung des Kauens und der festen Nahrungsaufnahme

Sollte Ihr Kind, obwohl es gut sitzen kann und im Ober- und Unterkiefer sowohl Front- als auch erste Backenzähne hat, nicht oder nur sehr unzureichend kauen, ist es notwendig, eine sprachtherapeutische Beratung aufzusuchen. Hier findet eine umfassende Diagnostik des gesamten orofazialen Traktes sowie der Nahrungsaufnahme statt. In Anlehnung an die Orofaziale und Myofunktionelle Therapie wird der/die Sprachtherapeut:in verschiedene aktive und passive Stimulationen und Übungen für die Wahrnehmung und die Mundmotorik durchführen. Einige Übungen können Eltern in die alltäglichen Routinen einfließen lassen.

TIPPS zur Förderung des Kauens und der Nahrungsaufnahme von festen Speisen

- Bieten Sie Ihrem Kind früh feste Nahrung zum „Mümmeln“ an.
- Wenn Ihr Kind sitzen kann, geben Sie ihm Dinkelstangen, Brotrinden, Brötchenstücke o. Ä., die es selbst in der Hand halten kann. Diese ersten Versuche haben meist wenig mit „feinem“ Essen zu tun, sondern viel mehr damit, dass die Kinder lernen, feste Nahrung zu zerkleinern, zu schmecken, einzuspeicheln und Richtung Speiseröhre zu transportieren. Dabei landet auch nicht immer alles im Mund, sondern einiges eben daneben.
- Danach könnten Sie Ihrem Kind beim Kochen Paprikaschnitze, Apfelstücke und Obst/Gemüse je nach Saison anbieten. Ermöglichen Sie ihm reichhaltige Erfahrungen im Mund, Ihr Kind wird motorisch und sensorisch so bestens gefördert! Und danach geht es dann an das erste Butterbrot etc.
- Lassen Sie Ihr Kind von Anfang an am Tisch mitessen und an Ihren Tischritualen teilhaben.
- Geben Sie ihm, wenn es kauen kann, möglichst zu jeder Mahlzeit auch feste Nahrung.
- Lassen Sie Ihr Kind als Zwischenmahlzeit Obst und Gemüse essen.
- Falls Sie schon Eltern sind, so erinnern Sie sich daran, wie Sie Ihren anderen Kindern erste feste Nahrung angeboten haben, und machen es genauso. Evtl. dauert alles nur etwas länger.

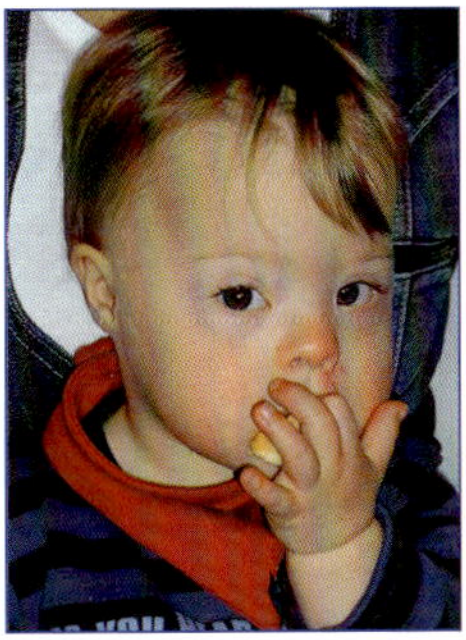 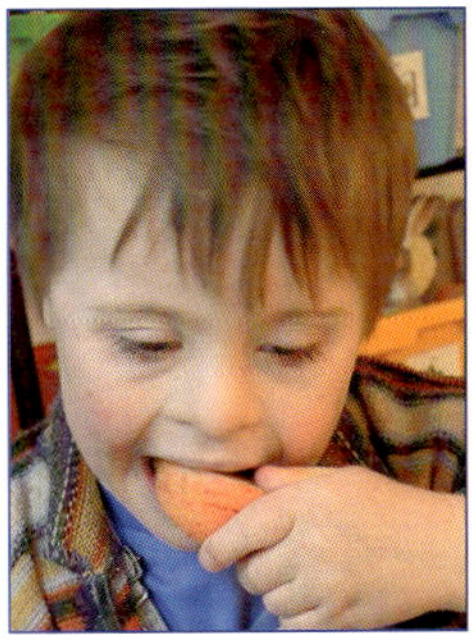 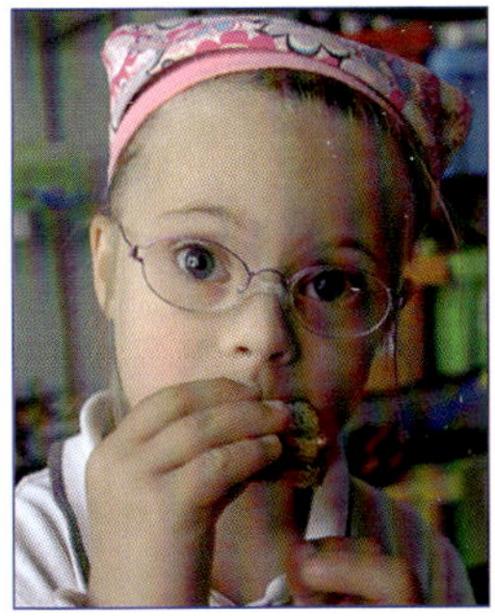

Kinder, die kauen

Schlucken

Viele Kinder mit Trisomie 21 schlucken mit der Zunge gegen die Zähne oder zwischen den Zähnen, anstatt die Zunge gegen den Gaumen zu drücken. Da die Zunge aber bei jedem Schlucken ein bisschen Druck ausübt, wird der Gaumen, der im Kindesalter noch aus weichen Knochen besteht, nicht ausgeformt, sondern bekommt eine hohe und „gotische" Form. Oft entsteht ein sogenannter „offener Biss", d. h. zwischen den vorderen Oberkiefer- und Unterkieferzähnen entsteht eine Lücke. Dieser offene Biss kann auch durch lang anhaltendes Daumenlutschen entstehen. Mundmotorische Übungen können helfen, dass die Zunge im Mundraum bleibt und nicht gegen oder zwischen die Zähne drückt. Im Vorschulalter sollte das Kind einem/einer Kieferorthopäd:in vorgestellt werden. Bei den jährlichen Zahnarztbesuchen kann eine eventuelle Kiefer- und Zahnfehlstellung besprochen und die Fachmeinung eingeholt werden. Für Kinder mit offenem Biss und/oder einem Schluckmuster gegen oder zwischen die Zähne ist der Mundschluss oft sehr schwierig, sodass sie meistens eine offene Mundhaltung haben.

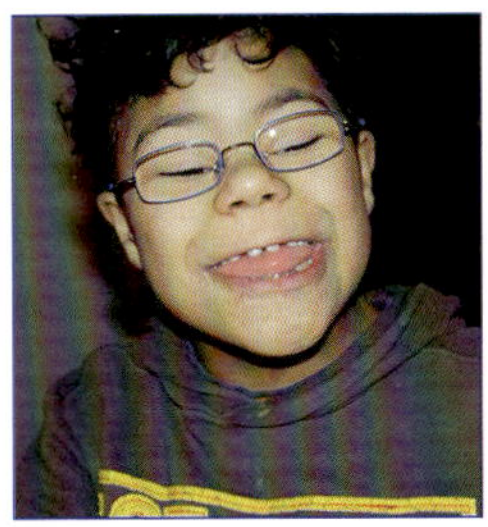

Frontoffener Biss mit Zungenlage zwischen den Zähnen

Offene Mundhaltung, Mundatmung und Speichelfluss

Die offene Mundhaltung und die damit verbundene Mundatmung sind bei vielen Kindern und Jugendlichen mit Trisomie 21 zu beobachten. Dafür sind viele Ursachen verantwortlich, die oft ineinandergreifen. Man kann hier von einem „Teufelskreis" sprechen (s. Abbildung *„Wechselwirkungen zwischen offener Mundhaltung und anderen orofazialen Dysfunktionen"*). Für den inkompletten Mundschluss ist oft die „hypotone" (schlaffe)

Muskulatur der Lippen, des Kiefers und der Zunge verantwortlich. Bei einem guten Mundschluss schweben die Zähne aufeinander und die Lippen berühren sich leicht. Voraussetzung dafür ist, dass die Kiefer aufeinander zu bewegt werden. Da die Kinder oft einen hohen Gaumen und nicht selten eine Kieferfehlstellung haben, ist es ihnen rein anatomisch erschwert, die Kiefer zusammenzubringen und die Lippen zu schließen. Die Muskelspannung in den Lippen ist oft gering (Hypotonie), sodass die Kinder immer nur kurzzeitig die Lippen schließen können. Die hypotone Gesichtsmuskulatur steht meistens in Zusammenhang mit einer hypotonen Muskulatur des Gesamtkörpers.

Die Nasenatmung wird von den meisten Kindern nicht genutzt, sodass sie durch den Mund atmen. Dies kann neben den o.g. Gründen auch eine medizinische Ursache haben. Vergrößerte Rachen- oder Gaumenmandeln, Polypen am Nasenende, Allergien oder eine schiefe Nasenscheidewand können dazu führen, dass die Nasenatmung behindert wird. Leider ist es so, dass die Kinder mit offener Mundhaltung nicht ihre Nase zum Atmen nutzen, sondern ausschließlich den Mund. Die Nasenatmung erfüllt aber wichtige Funktionen wie beispielsweise das Filtern und Anwärmen der Atemluft. Kinder mit Mundatmung erkälten sich schneller und haben so häufiger Erkältungskrankheiten. Durch die offene Mundhaltung wird das Herauslaufen des Speichels hervorgerufen. Einige Kinder schlucken ihren Speichel so selten hinunter, dass ihnen ständig Speichel aus dem Mund läuft und ihre Kleidung dementsprechend durchnässt ist.

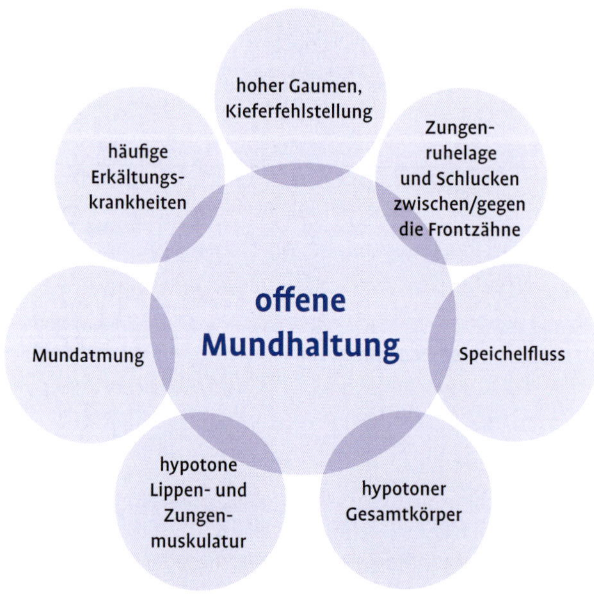
offene Mundhaltung
hoher Gaumen, Kieferfehlstellung
Zungenruhelage und Schlucken zwischen/gegen die Frontzähne
Speichelfluss
hypotoner Gesamtkörper
hypotone Lippen- und Zungenmuskulatur
Mundatmung
häufige Erkältungskrankheiten

Wechselwirkungen zwischen offener Mundhaltung und anderen orofazialen Dysfunktionen

Förderung von Mundschluss und Nasenatmung

Voraussetzungen für eine gezielte Förderung:

- Abklärung bei einem/einer HNO-Arzt/Ärztin/Phoniater:in/Pädaudiolog:in, ob die Nasenatmung überhaupt möglich ist oder verhindert wird durch:
  - ausgeprägte Nasenpolypen (Adenoide)
  - ausgeprägte Rachenmandeln
  - eine schiefe Nasenscheidewand
  - Allergien
  - Sonstiges
- Abklärung, ob eine Kieferfehlstellung vorliegt, die einen Mundschluss erschwert

Alltagstraining:

- Den Mund immer mit kleinen kurzen Bewegungen abtupfen (nie abwischen/reiben), dies erhöht die Muskelspannung.
- Einige Getränke am Tag durch verschieden dicke Strohhalme trinken lassen, dies fördert die Lippenspannung.
- Beim Vorlesen, Hören einer CD oder beim Fernsehen einen Holzspatel/eine Salzstange mit den Lippen festhalten lassen, sodass diese nicht herausfallen und der Mund für ein paar Minuten geschlossen bleibt.
- Bei größeren Kindern ein Erinnerungswort oder ein Erinnerungszeichen für den Mundschluss vereinbaren, das die Eltern/Erzieher:innen sagen oder zeigen dürfen, damit das Kind an den Mundschluss erinnert wird.

Direkte Übungen:

- Aktive Lippenübungen, wie z. B. Kussspiele, Schmatzen, Lippenflattern etc.
- Pustespiele, wie z. B. Seifenblasen pusten, Wattebausch pusten, Mobile pusten, Tischtennisball-Wettpusten etc.
- Stimulation der Lippen/Wangen mit den Händen oder mit einem Vibrationsgerät/einer elektrischen Zahnbürste: Die Stimulation kann in den Alltag integriert werden und sollte auf den entsprechenden Muskelpartien ausgeführt werden.
- Aktivierung der Nasenatmung, wie z. B. Schnuppern mit der Nase, Riechübungen (Lassen Sie Ihr Kind an allen Dingen riechen) oder Nasentröten
- Training der Lippenmuskulatur durch eine Knopfübung oder den Faceformer (s. u.)
- Auch durch ein Mundboden-Tape, das durch den/die Physiotherapeut:in oder Sprachtherapeut:in zwischen Kinn und Kehlkopf am Mundboden von außen platziert wird, kann der Mundschluss gefördert werden.

Lassen Sie sich diese und weitere Übungen von dem/der Sprachtherapeut:in zeigen.

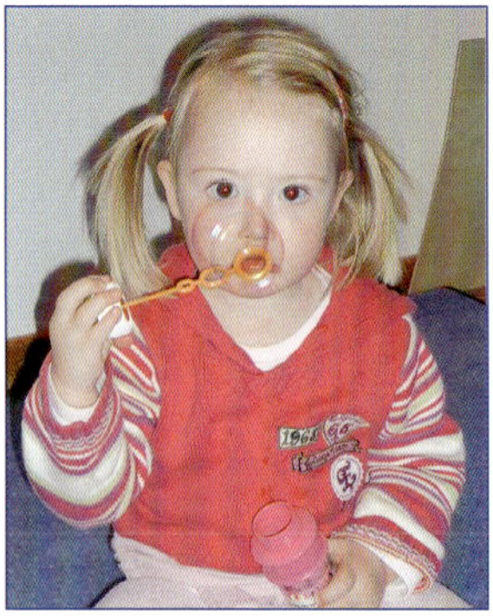

Seifenblasen pusten

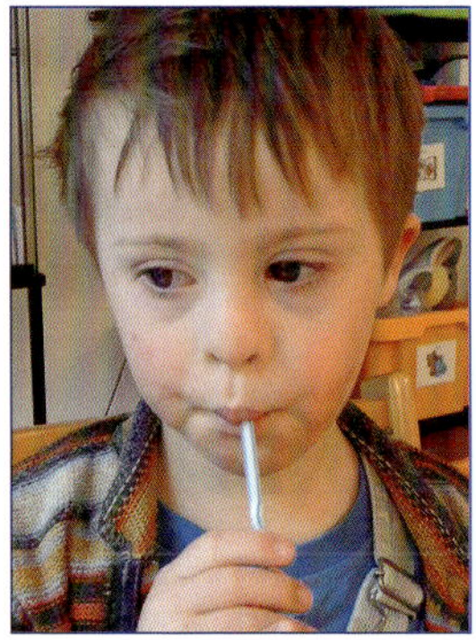

Mit Strohhalm trinken

Indirekte Übungen:
Die Erhöhung der Gesamtkörperspannung durch viel Sport und Bewegung wirkt sich auch positiv auf die Muskelspannung im Gesicht und Mund aus:

- Bobby-Car fahren; Laufrad fahren; Dreirad fahren; Fahrrad fahren
- so viel wie möglich mit dem Kind zu Fuß gehen, Auto stehen lassen
- Balancieren lassen, schaukeln, rutschen, klettern
- Kinderturnen
  - Trampolin springen
  - Schwimmen
  - Aktivitäten im Sportverein

LITERATURTIPP

Nikisch, M.: Mimik Memo. Lernspiele zur Lippen- und Zungenmotorik. Kartenspiel HABA Verlag
Kittel, A. M./Oster, N. T. ([5]2022): Myofunktionelle Störungen. Ein Ratgeber für Eltern und erwachsene Betroffene. Schulz-Kirchner Verlag.

Hilfsmittel zur Förderung des Mundschlusses

In Absprache und nach Anleitung durch die Kieferorthopädie/Zahnmedizin und Sprachtherapie können auch einfache kieferorthopädische Geräte eingesetzt werden. Sie ersetzen jedoch nie zusätzliche Übungen bzw. Stimulationen. Möglich sind u. a.:

- Gaumenplatte nach der Orofazialen Regulationstherapie (ORT) → nur in Verbindung mit einer Orofazialen Regulationstherapie
- Mundvorhofplatten (MVP) (Dr. Hinz Dental; www.dr-hinz-dental.de)
- Infant Trainer (Myofunctional Research Co.; www.myoresearch.com)
- Face-Former (Dr. Berndsen Medical; https://drberndsen.de/)
- Mundboden-Tape (Tenhagen, A./Scheiff, C. (2021): Taping in der Logopädie. Schulz-Kirchner Verlag)

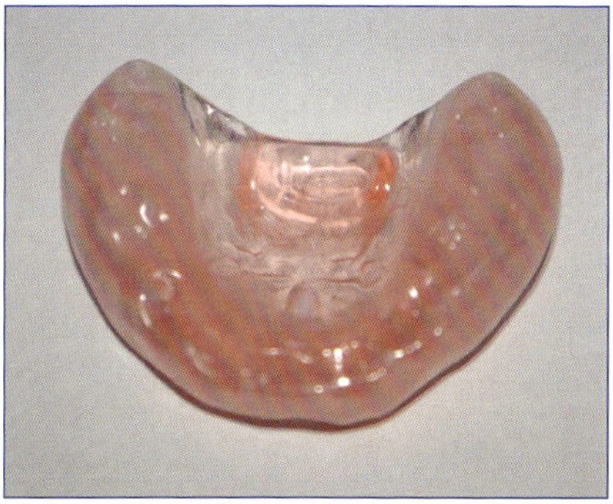

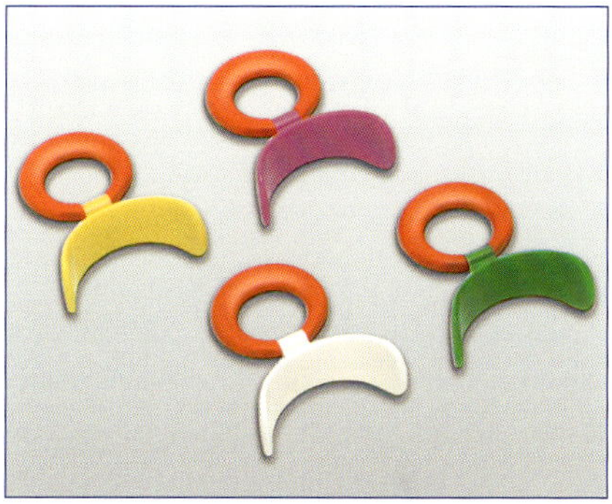

Gaumenplatte in Anlehnung an die Orofaziale Regulationstherapie

Mundvorhofplatte (Dr. Hinz Dental)

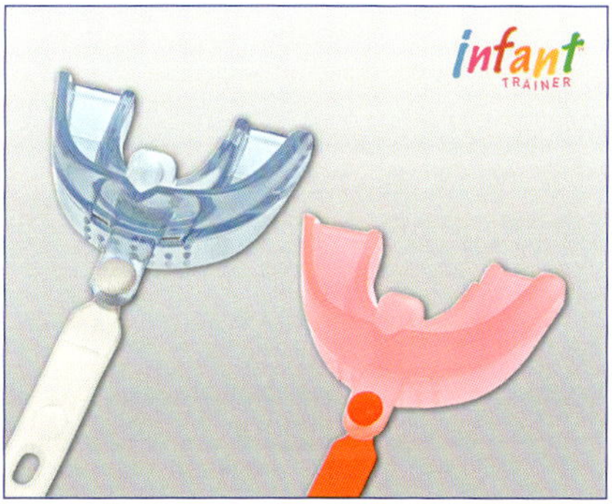

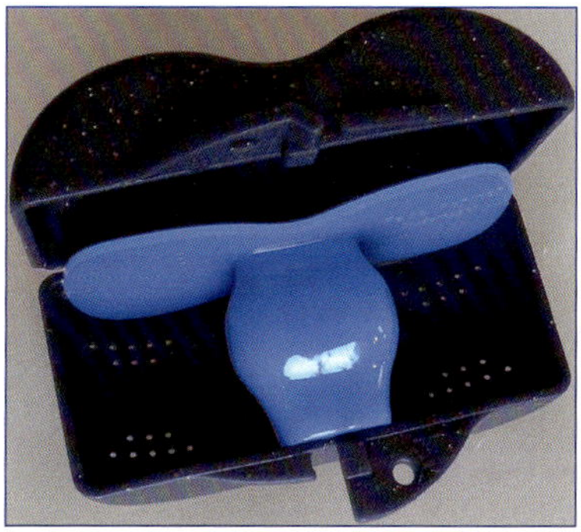

Infant Trainer (Myofunctional Research Co.)

Face-Former (Dr. Berndsen Medical)

Mundschluss um jeden Preis?

Einige Kinder mit Trisomie 21 haben einen kompetenten Mundschluss, andere haben den Mund mal offen, mal geschlossen, und wieder anderen Kindern ist es nur schwer möglich, den Mund zu schließen. Warum ist es wem wichtig, dass der Mund geschlossen ist? Sind die Gründe ästhetischer, medizinischer oder alltagspraktischer Natur? Beobachten Sie einmal bewusst Ihre Mitmenschen in der Bahn, beim Einkauf etc.: Haben dort alle Menschen den Mund geschlossen?

Natürlich ist ein geschlossener Mund erstrebenswert, aber auch mit einem inkompletten Mundschluss lässt es sich ganz gut leben. Welche Schwerpunktsetzung wollen Sie als Eltern, Erzieher:in/Lehrer:in, Therapeut:in etc. vorgeben? Was ist wichtiger: Ein geschlossener Mund oder ein Kind, das sich verständigen kann? Oder ist beides gleich wichtig? Manchmal ist durch den offenen Mund der Speichelfluss so stark, dass Ihr Kind sich und andere mit Speichel bedeckt. In dem Fall kann eine Schwerpunktsetzung auf den Mundschluss, die Beeinflussung des Schluckens und die Wahrnehmung im Mund sinnvoll sein. 100 % Mundschluss sind in der Regel nur bei einigen Kindern erreichbar. In der Sprachtherapie hat sich eine gesunde Mischung aus mundmotorischen Übungen, Förderung der kommunikativen Kompetenz und konkreten Übungen auf den Spracherwerbsebenen bewährt.

Therapiemethoden bei offener Mundhaltung oder bei Problemen mit der Nahrungsaufnahme: Was ist die beste Therapie für mein Kind?

In der Sprachtherapie werden folgende Methoden eingesetzt:

- Myofunktionelle Therapiemethoden
- Orofaziale Therapiemethoden
- Methodenkombinationen

Myofunktionelle Therapie (MFT)

Myofunktionelle Therapie im Mund-/Gesichtsbereich ist der Oberbegriff für alle Therapiemethoden, die sensorische und motorische Ungleichgewichte und Störungen im Mund- und Gesichtsbereich behandeln. Die myofunktionellen Therapiemethoden (MFT) wurden ursprünglich für Kinder mit Zahn- und Kieferfehlbildungen entwickelt, die beim Schlucken mit der Zunge fehlerhaft gegen oder zwischen die Zähne drücken und die durch den Mund anstatt durch die Nase atmen. Die MFT-Methoden wurden in der Zahnmedizin, Funktionskieferorthopädie und Sprachtherapie entwickelt und werden bis heute ständig weiterentwickelt.

Es existieren in Deutschland und weltweit viele verschiedene Ansätze, die jedoch alle das gleiche Ziel verfolgen: die Erarbeitung eines motorischen und sensorischen Gleichgewichts im Mund- und Gesichtsbereich unter Berücksichtigung der Gesamtkörperhaltung/-bewegung. In Deutschland werden u. a. folgende MFT-Ansätze angewendet: nach Burhop et al. 2005; Garliner 1989; Kallus 2015; Kittel/Förster 2020; Rogge 2023, Ruben/Wittich 2017.

Inhalte der myofunktionellen Therapieansätze:

- Abgewöhnung schädlicher Gewohnheiten (Daumenlutschen, Schnuller, Flaschennahrung über ein bestimmtes Alter etc.)
- Beeinflussung von Zähneknirschen
- Anbahnung der normalen Zungenruhelage
- Anbahnung der normalen Schluckbewegung in der Mundphase
- Anbahnung und Festigung des Mundschlusses und der Nasenatmung
- Aktive Übungen: die Kinder „müssen“ aktiv mitarbeiten
- Einzeltherapie oder Gruppentherapie möglich

Bei der Myofunktionellen Therapie führen die Kinder beispielsweise aktive Übungen zur Kräftigung der Lippen, der Zunge, der Wangen und des Gaumensegels durch. Den Kindern werden jede Woche neue Hausaufgaben mitgegeben. Tägliches Üben ist ein fester Bestandteil und nur mit täglicher Übung können Erfolge erzielt werden. Übungskalender können den Kindern beim konsequenten Üben helfen. In den sprachtherapeutischen Sitzungen werden die Fortschritte kontrolliert und belohnt. Je nach Alter des Kindes werden die Übungen in Puste- und Saugspiele, Spiele zur Kräftigung der Mundmuskulatur, Riechspielen etc. integriert. Bei älteren Kindern werden auch digitale Medien und die Weckerfunktion des Handys im Alltag genutzt.
Bei Kindern mit Trisomie 21 sind die myofunktionellen Therapiemethoden erst anwendbar, wenn das Kind nachahmen kann, einfache Aufträge versteht und sich für ca. 10 Minuten konzentrieren kann.

Orofaziale Therapieansätze (ORT)

Orofaziale Therapiemethoden werden meistens bei komplexeren Störungen des Schluckens und des Mund-/Gesichtsbereichs angewendet, wie sie zum Beispiel nach Schlaganfall oder bei Kindern mit frühkindlichen Hirnschädigungen oder genetischen Syndromen auftreten können. Je nach orofazialer Dysfunktion des Kindes kann eine orofaziale Therapie sinnvoll sein.
Die orofazialen Therapiemethoden stellen umfassende Ansätze dar, wobei die meisten durch die Physiotherapie beeinflusst wurden. Die orofazialen Therapiemethoden beachten immer die Zusammenhänge zwischen orofazialem Komplex und Gesamtkörper. Wie bei der MFT existieren auch bei der Orofazialen Therapie verschiedene Ansätze, die jedoch im Unterschied zur MFT immer in Einzeltherapien zwischen Kind und Therapeut:in angewendet werden.

Orofaziale Therapieansätze:

- Orofaziale Regulationstherapie (ORT) nach Castillo Morales & Brondo
- Facio Orale Trakt Therapie (F.O.T.T.®) nach Bobath/Coombes
- Propriozeptive Neuromuskuläre Fazilitation (PNF) nach Kabat/Knott/Voss

Auch bei der ORT ist das Ziel die Wiederherstellung eines Gleichgewichts im Mund- und Gesichtsbereich unter Berücksichtigung von Motorik, Sensorik und Gesamtkörper. Im Gegensatz zur MFT sind im Rahmen orofazialer Therapieansätze alle Phasen des Schluckens Gegenstand der Therapie.

Inhalte der orofazialen Therapiemethoden:

- Passive Stimulationen mit ergänzenden aktiven Übungen am Gesamtkörper und im Mund-/Gesichtsbereich
- Hemmung unerwünschter Bewegungsmuster, Bahnung physiologischer Bewegungsmuster
- Verbesserung des Schluckvorgangs in **allen** Schluckphasen
- Verbesserung der Atmung (u. a. Nasenatmung), Stimmgebung und der Lautbildung
- Einzeltherapie

In den orofazialen Therapiekonzepten stimulieren Sprachtherapeut:innen je nach Konzept mit verschiedenen Stimulationstechniken wie beispielsweise Vibration, Dehnung, Zug, Druck und Streichen den Mund-/Gesichtsbereich unter Einbeziehung des Gesamtkörpers. Diese Stimulationen werden meistens mit den Händen ausgeführt.

Methodenkombinationen

Darüber hinaus existieren verschiedene Therapiekonzepte, die im Schwerpunkt aus Methodenkombinationen bestehen, z. B.:

- Funktionelle Dysphagie Therapie (FDT) nach Bartolome
- Funktionelle Therapie oropharyngealer Dysphagien nach Bigenzahn/Denk
- Körperorientierte Sprach-Therapie (k-o-s-t®) nach Codoni
- Neurofunktionelle Reorganisation nach Padovan

Die beiden erstgenannten Therapieansätze nach Bartolome und nach Bigenzahn/Denk werden bei umfassenden Schluckstörungen angewendet. Die „Körperorientierte Sprach-Therapie“ nach Codoni sowie die „Neurofunktionelle Reorganisation“ nach Padovan stellen komplexe Ansätze dar, die nicht nur orofaziale Störungen, sondern auch andere Entwicklungsbeeinträchtigungen beeinflussen wollen.

Welche Methode ist gut für mein Kind?

Alle genannten Therapiemethoden (MFT/ORT) verfolgen das gleiche Ziel, nämlich so weit wie möglich ein muskuläres und sensorisches Gleichgewicht im Mund-/Gesichtsbereich herzustellen, um damit positiven Einfluss auf die Nahrungsaufnahme, die Atmung, das Sprechen und die Stimme auszuüben. Myofunktionelle und orofaziale Therapieansätze alleine reichen jedoch nicht aus, um dies zu erreichen. Darüber hinaus ist eine umfassende **Sprachentwicklungstherapie,** nicht selten mit Elementen der Unterstützten Kommunikation (Gebärden, Symbolen, elektronischen Methoden), notwendig.
Bei allen Therapiemethoden ist eine intensive Beratung und Anleitung der Eltern/Erzieher:innen/Lehrer:innen notwendig.

Es soll an dieser Stelle darauf hingewiesen werden, dass zurzeit **keine** wissenschaftlich abgesicherten Wirksamkeitsstudien über die hier aufgeführten Therapiemethoden bei dem Einsatz bei Kindern mit Trisomie 21 vorliegen, sodass **keine** Empfehlung für oder gegen eine Therapie ausgesprochen werden kann. Es liegen lediglich Untersuchungen zum Einsatz der Gaumenplatte (s. Foto im Kapitel „*Hilfsmittel zur Förderung des Mundschlusses*") im Rahmen der Orofazialen Regulationstherapie bei Kindern mit Trisomie 21 vor, die alle positiv ausgefallen sind. In meiner langjährigen Berufstätigkeit als Sprachtherapeutin und als Supervisorin habe ich immer wieder beobachten können, dass es nicht auf die eine oder die andere Methode ankommt, sondern vielmehr darauf, dass ein sicheres Verständnis für die Zusammenhänge im Mund-/Gesichtsbereich vorhanden ist und genau beobachtet wird, ob das Kind sich unter der ausgewählten Therapiemethode positiv verändert. Im Zentrum für Sprachtherapie in Moers wenden wir eine Methodenkombination aus Bobath-Therapie, Orofazialer Regulationstherapie und Myofunktioneller Therapie an.
Im Kapitel „*Der Weg zur Sprachtherapie*" stehen Hinweise und Links, wie Sie eine geeignete Sprachtherapeutin oder einen Sprachtherapeuten finden können.

Stottern, Poltern, Mutismus, Stimmstörungen und Verbale Entwicklungsdyspraxie

Wie bei allen Kindern kann auch bei Kindern mit Trisomie 21 während des Spracherwerbs zusätzlich zur Spracherwerbsstörung noch eine andere Sprach- oder Sprechstörung auftreten. Zu diesen möglichen Sprach-, Sprech- oder Stimmstörungen zählen Redeflussstörungen wie Stottern oder Poltern, Stimmstörungen (Dysphonien), Verbale Entwicklungsdyspraxien (VED) und Mutismus. Alle diese Sprachstörungen sollten von einem/einer Sprachtherapeut:in abgeklärt werden. In jedem Fall muss das Gehör (HNO oder Pädaudiologie) überprüft werden und bei Stimmstörungen ist eine Diagnostik des Kehlkopfs und der Stimmbildung notwendig. Ob eine Sprachtherapie bezogen auf diese Störungen sinnvoll und zwingend notwendig ist, kann nur nach einer Diagnostik in einem gemeinsamen Gespräch zwischen Sprachtherapeut:innen und Eltern geklärt werden. Im Folgenden finden Sie kurze Definitionen von verschiedenen Sprachstörungen, die während des Spracherwerbs auftreten können, damit Sie evtl. auftretende „Besonderheiten" bei Ihrem Kind erkennen und Sie Fachleute kontaktieren können.

Redeflussstörungen: Stottern & Poltern

Unter **Stottern** versteht man das Wiederholen oder Dehnen von Lauten oder Silben. Diese Wiederholungen, Dehnungen, Pausen oder auch Blockaden behindern den natürlichen Sprechablauf. Einige Kinder zeigen Sprechanstrengungen und vermeiden bestimmte Sprechsituationen. Stottern kommt bei Kindern und Jugendlichen mit Trisomie 21 häufiger vor als bei neurotypischen Kindern. Es ist zwischen einer entwicklungsbedingten Sprechunflüssigkeit und einem beginnenden oder schon manifesten Stottern zu unterscheiden. Bei auftretendem Stottern bzw. bei beobachtbaren Redeunflüssigkeiten sollte ein/eine Sprachtherapeut:in aufgesucht werden, damit das Umfeld frühzeitig beraten und die normale Sprechflüssigkeit gefördert werden können.
Unter **Poltern** versteht man hastiges, schnelles und undeutliches Sprechen. Den meisten Kindern und Jugendlichen ist nicht bewusst, dass sie poltern. Einige Kinder und Jugendliche mit Trisomie 21 zeigen eine **erhöhte Sprechgeschwindigkeit**. Das schnelle Sprechen verstärkt dabei die vorhandenen Sprachstörungen, sodass die Kinder noch unverständlicher werden. Die Reduktion des Sprechtempos ist häufig ein erster Schritt, damit die Kinder und Jugendlichen deutlicher sprechen und damit besser verstanden werden.

Mutismus

Mutismus ist das teilweise oder vollständige Schweigen eines Kindes, obwohl keine organische Ursache dafür vorliegt. Man unterscheidet zwischen selektivem/elektivem Mutismus, bei dem das Kind nur mit ausgewählten Personen spricht, wobei es sich meist um Personen aus dem engen Familienumfeld handelt, und dem totalen Mutismus, bei dem das Kind mit gar keinen Menschen spricht.

Stimmstörungen

Stimmstörungen werden von Fachleuten als Dysphonien bezeichnet. Meist klingt die Stimme des Kindes heiser, rau, gepresst oder auch zu laut oder zu leise. Die Ursachen für Stimmstörungen sind vielfältig. Im Kindesalter kommt es jedoch häufig durch einen unphysiologischen Gebrauch der Stimme, z. B. durch häufiges Schreien, zu sogenannten Schreiknötchen auf den Stimmlippen. Bei Stimmstörungen muss immer eine Kehlkopfuntersuchung (HNO, Phoniatrie oder Pädaudiologie) durchgeführt werden, um festzustellen, warum die Stimmstörung besteht.

Verbale Entwicklungsdyspraxie (VED)/kindliche Sprechapraxie

Bei der verbalen Entwicklungsdyspraxie sind die neurologische Programmierung und die Planung der Sprechbewegung gestört, sodass es zu Aussprachefehlern kommt. Bei sehr starker Ausprägung kann es sein, dass das Kind kaum Lautsprache produzieren kann. Die Fehler, die das Kind in der Aussprache zeigt, sind, anders als bei einer Aussprachestörung, variabel und nicht vorhersagbar, sodass das Kind ein und dasselbe Wort unterschiedlich (falsch) realisiert. Bei einer reinen Entwicklungsdyspraxie ist das Sprachverständnis altersentsprechend gut. Bei Kindern mit Trisomie 21 werden immer wieder auch Entwicklungsdyspraxien beobachtet. Die Diagnostik einer VED ist nur dann möglich, wenn das Kind mehrere Wörter spricht und in der Lage ist nachzusprechen.

LITERATURTIPP

Hansen, B./Iven, C. ([5]2020): Stottern bei Kindern (Ratgeber). Schulz-Kirchner Verlag

Nathanailidou, D.: Stottern bei Kindern mit Down-Syndrom. Informationen für Eltern und Fachleute (Broschüre). Natke Verlag. www.natke-verlag.de

Hartmann, B./Lange, M. ([9]2024): Mutismus im Kindes-, Jugend- und Erwachsenenalter (Ratgeber). Schulz-Kirchner Verlag

Beushausen, U. ([2]2009): Kindliche Stimmstörungen (Ratgeber). Schulz-Kirchner Verlag

Schulte-Mäter, A. ([4]2022): VED – Verbale Entwicklungsdyspraxie. Wenn Kinder nicht oder kaum verständlich sprechen (Ratgeber). Schulz-Kirchner Verlag

| Kognition bei Kindern mit Trisomie 21

Die allermeisten Kinder mit Trisomie 21 zeigen eine verlangsamte kognitive Entwicklung. Verschiedene Ursachen sind dafür mitverantwortlich. Bei Kindern mit Trisomie 21 gibt es genauso große Unterschiede in der kognitiven Entwicklung wie bei neurotypischen Menschen. Untersuchungen zeigen Unterschiede von 50–60 IQ-Punkten, was der IQ-Verteilung der Durchschnittsbevölkerung entspricht.

Man geht davon aus, dass zahlreiche Hirnstoffwechselprozesse, die durch sogenannte Neurotransmitter (u. a. Acetylcholin, Oxytocin, Noradrenalin, Serotonin) gesteuert werden, anders ablaufen. Das führt u. a. zu einer veränderten Aufmerksamkeit und zu einem anderen Lernverhalten (Zimpel 2016). Bestimmte Fachstellen (Sozialpädiatrische Zentren, Frühförderzentren etc.) können eine Entwicklungsdiagnostik durchführen. Auch der Intelligenzquotient (IQ) lässt sich – beispielsweise durch den sprachfreien Test SON (**S**nijders-**O**omen **N**icht-verbale Intelligenztestreihe) – bestimmen.

Menschen mit Trisomie 21 lernen ein Leben lang, auch wenn die Geschwindigkeit der kognitiven Entwicklung mit zunehmendem Alter abnimmt. Kinder mit Trisomie 21 lernen unter erschwerten Bedingungen. Wissenschaftliche Untersuchungen haben ergeben, dass die Kognition und die Kognitionsentwicklung von Kindern mit Trisomie 21 verschiedene Besonderheiten aufweisen können (vgl. Zimpel 2016):

- Die Aufmerksamkeitsspanne ist verkürzt und die Aufnahme von Informationen vermindert.
- Der Kurzzeitspeicher ist vermindert und es bestehen Probleme, Inhalte des Kurzzeitspeichers in den Langzeitspeicher zu transportieren.
- Die Gedächtnisleistung ist abhängig von der Präsentation des Materials. Insbesondere die Verarbeitung von gehörten Reizen ist beeinträchtigt, visuelle Angebote können sie besser abspeichern.
- Reaktionszeiten sind verlangsamt.
- Das gleichzeitige Erfassen von mehreren Dingen auf einmal (Simultanerfassung) ist eingeschränkt und der Aufmerksamkeitsumfang ist verringert.
- Das Speichern durch verbale Wiederholung (Sprechcode, stilles Sprechen) ist aufgrund der Sprachentwicklungsstörung stark eingeschränkt. Sprache kann nur bedingt als Erinnerungs-, Denk- und Speicherhilfe genutzt werden.
- Kindern mit Trisomie 21 mangelt es beim Lernen an der Festigung von neuem Wissen, da sie weniger üben (wiederholen), früh „abschalten“ und ablenken.

Lerntipps für Frühförderung, Kita, Schule, Therapie

Kinder und Jugendliche mit Trisomie 21 brauchen Lerntechniken, die ihre Interessen aufnehmen, ihr Selbstvertrauen stärken und das „Abschalten“ verhindern. Da einige Kinder wenig Eigenaktivität zeigen und von sich aus wenig spielen, sollten sie zu Aktivitäten und zum Spiel angeregt werden. Dabei hat es sich bewährt, die Interessen des Kindes zu beachten, da dadurch die Motivation erheblich steigt und die Konzentrationsspanne entsprechend länger ist. Material, welches zu komplex ist, keine Visualisierungen enthält, wird von einigen Kindern nicht akzeptiert. Das schulische Material muss in der Regel differenziert und reduziert angeboten werden. Die Fachkräfte in Frühförderung, Kita, Schule und Therapie sollten die Regeln der **Leichten Sprache** beachten. Durch die Möglichkeiten der Künstlichen Intelligenz (KI) gibt es aktuell verschiedene Anbieter, bei denen Texte in Leichter Sprache digital übersetzt werden (u. a. capito.eu, leichte-sprache.io, summ-ai.com)

LITERATUR FÜR ELTERN & ERZIEHER:INNEN/LEHRER:INNEN

Baker, B. L./Brightman, A. J. (2004): Alltagsfähigkeiten. Wie mein Kind lernt zurecht zu kommen. G & S Verlag Edition 21

Pieterse, M./Treloar, M. (2001): Kleine Schritte. Frühförderprogramm für Kinder mit einer Entwicklungsverzögerung. Macquarie-Frühförderprogramm. Deutsches Down-Syndrom InfoCenter

Zimpel, A. F. (2016): Trisomie 21. Was wir von Menschen mit Down-Syndrom lernen können. Vandenhoeck & Ruprecht

Lern- und Kommunikationstipps für Frühförderung, Kita, Schule, Therapie und Familie (in Anlehnung an Giel 2015, Nicoli/Giel 2021)

Lern- und Kommunikationstipps für Kinder mit Trisomie 21 und Neurodiversität	
Empfehlung	**Positivbeispiel**
Beim Sprechen, insbesondere bei mündlich gestellten Aufgaben, Erklärungen, Erzählungen etc. möglichst Schlüsselwörter visuell unterstützen durch Gebärden, grafische Symbole, Fotos, Schrift, …	Aufgaben, Erklärungen, Abläufe, Geschichten, Tagesstrukturen, Raumwechsel etc. werden zusätzlich zur mündlichen Sprache – je nach Kompetenz des Kindes – mithilfe von Symbolen, Ganzwörtern oder/und Lautsprachunterstützenden Gebärden begleitet.
Kurze, einfache Sätze; pro Satz eine Aussage	Jetzt sind wir fertig mit dem Frühstück. Ihr könnt aufstehen. Wir treffen uns alle im Gruppenraum.
Positive Formulierungen, keine Verneinungen	Bleib stehen!
Regelmäßige und gezielte Verständnisüberprüfung	Habe ich das richtig verstanden? Möchtest du draußen spielen? Die Fragen werden bestenfalls visuell (s. o.) unterstützt. Bei UK-Nutzung unbedingt die Kommunikationsform (LUG, Kommunikationsordner, Talker etc.) des Kindes nutzen.
Verständnissicherung und Entscheidungsfindung durch geschlossene Fragen (nur bei Kindern, die das Ja-Nein-Konzept erworben haben)	Möchtest du draußen spielen? Möchtest du drinnen spielen?
Verzicht auf Pronomen der 3. Person (er, sie, es etc.)	Deine Schulbegleiterin hilft dir in der Pause.
Zeit geben	Kommunikationspartner:innen warten ab, um Zeit für die teilweise verzögerte Verarbeitung zu geben.
Lernen durch Wiederholung, Wiederholung, Wiederholung	Das Lernmaterial wird reduziert und in Leichter Sprache angeboten. Das Lernziel wird durch viele Wiederholungen im Alltag (Bücher, Singen, Freispiel, Regelspiel, Tablet, …) hochfrequent angeboten.

Siehe auch: Ratgeber Leichte Sprache:
https://www.bmas.de/SharedDocs/Downloads/DE/Publikationen/a752-ratgeber-leichte-sprache.pdf
Fachlexikon Leichte Sprache: Sprache, Sprechen, Kommunikation. www.leichtikon.de

Negativbeispiel

Mit dem Kind/Jugendlichen wird ausschließlich gesprochen.

Wenn wir fertig mit Frühstücken sind, dann könnt Ihr aufstehen und in den Gruppenraum gehen.

Lauf nicht über die Straße!

Bei Unsicherheiten so tun, als ob man das Kind verstanden hätte, und nicht nochmals ggfs. mit Gebärde, Symbol oder Zeigen etc. nachfragen.

Möchtest du jetzt drinnen oder draußen spielen?

Sie hilft dir in der Pause.

Kommunikationspartner:innen stellen bei Nicht-Beantwortung direkt die nächste Frage oder andere antworten für das Kind.

Der Lerngegenstand wird nur einseitig präsentiert und die Wiederholung findet beispielsweise nur einmal wöchentlich in der Therapie statt.

Rituale und Regeln zur Sprachförderung und aktiven Teilhabe

Damit Kinder und Jugendliche sich in ihrer Familie, in ihrer Kultur und in ihrer Umgebung (Krabbelgruppe, Kita, Schule, Sportverein, Musikgruppe, Gotteshaus etc.) zurechtfinden und orientieren können, brauchen sie praktisches Wissen über die Regeln und die Rituale ihrer Gesellschaft. Regeln und Rituale strukturieren einen Handlungsablauf sowie den Tages-, den Wochen-, den Monats- und den Jahresablauf. Sie enthalten immer wiederkehrende Elemente, die Kindern, aber auch Erwachsenen Sicherheit und Struktur bieten. Aber auch das Gefühl der „Zugehörigkeit" wird durch Rituale gefördert. Das Mitgestalten von Ritualen, das Einhalten von Regeln zeichnet Kinder als aktiven Teil der Familie, der Kitagruppe oder der Klassengemeinschaft aus. Regeln und Rituale gliedern den Tagesablauf und zeigen an, wann eine Handlung beginnt, wann sie aufhört, und geben die Möglichkeit der Antizipation. Damit ist bei Kindern mit Trisomie 21 das kurzfristige Vorausschauen auf den nächsten Handlungsschritt im Alltag gemeint.
Der kompetente Umgang mit diesen Ritualen und Regeln ermöglicht es Kindern, Jugendlichen und Erwachsenen mit Trisomie 21, sich selbstständig in der jeweiligen Gesellschaft aufzuhalten und zu bewegen. Sie erleichtern das Zusammenleben in Gemeinschaften (Familie, Freundschaften, Kindergarten, Schule, Sportverein, Freizeitaktivitäten etc.). Viele Regeln werden durch Sprache begleitet oder eingeführt (Begrüßung; Verabschiedung; um etwas bitten, danken; Gesprächsregeln: Wenn einer spricht, hören die anderen zu).

Unter Ritualen versteht man Handlungen, die von bestimmten Regeln, durch den Einsatz verschiedener Elemente (Sprache, Symbole, Gesten etc.) und einen bestimmten Ablauf geprägt sind. Im Jahresablauf zählen dazu Neujahrsfeste und je nach religiös-kultureller Zugehörigkeit Nikolaus, Weihnachten, Zuckerfest, Chanukka etc.
Jede Familie und jede Gemeinschaft hat ihre eigenen Rituale, die selbstverständlich auch veränderbar sind. Da Kinder mit Trisomie 21 oft sehr starr an einmal erlernten Ritualen festhalten oder diese immer wieder einfordern, ist es angezeigt, immer wieder Variationen einzubauen.
Visuelle Unterstützungen, wie beispielsweise grafische Symbole, Gebärden oder Schrift, erleichtern es Kindern und Jugendlichen mit Trisomie 21, Abläufe, Handlungen, Regeln und Rituale zu verstehen. Die Visualisierung – beispielsweise mit Metacom®-Symbolen – gibt den Kindern die Möglichkeit, auch nach dem gesprochenen Hinweis, Auftrag etc. noch einmal zu schauen. Damit können die Kinder sich selbst strukturieren, auch wenn sie das gesprochene Wort evtl. nicht abgespeichert haben.

Darüber hinaus ist es für Menschen mit Trisomie 21 sehr wichtig, rechtzeitig informiert zu werden, wenn tägliche Routinen oder Abläufe unterbrochen oder anders ablaufen, damit sie nicht in Stress geraten. Falls beispielsweise das Schwimmen ausfällt oder das Familienritual am Abend oder am Sonntag nicht oder anders stattfinden wird, sollte dies besprochen und mehrfach wiederholt werden.

Alltagsrituale mit Sprache, Gebärden und Handlungen gestalten

Begleiten Sie die Alltagsrituale mit einfacher und immer wiederkehrender Sprache. Benutzen Sie kurze Sätze. Machen Sie Pausen, damit das Kind reagieren kann.

Beispiel: Körperhygiene, Anziehen, Schlafen

Handlung	Sprachbegleitung	Gebärde/ grafisches Symbol	Ziel
Wickeln	Zuerst ziehen wir die Hose aus. Dann die Socken ...	Gebärde für Wickeln	Förderung des Sprachverständnisses
Anziehen/ Ausziehen	Erst kommt die Unterhose, dann ... oder Wo sind die Füße? Wo sind die Arme?	Gebärden für An- und Ausziehen und ggfs. auch für die Körperteile und/oder Anziehsachen	▪ Wortschatzerweiterung; ▪ Förderung des Sprachverständnisses; ▪ Körperwahrnehmung; ▪ Fernziel: eigenständiges An- und Entkleiden
Körperhygiene: Zähne putzen	Innen, außen, oben drauf	Gebärde für „Zähneputzen" und am Ende für „fertig"; Ablaufplan „Zähneputzen" mit grafischen Symbolen	Hygienemaßnahmen werden eingeübt und als tägliche Alltagshandlung verstanden
Haare kämmen		Gebärde für „Haarekämmen", am Ende „fertig"-Gebärde	s. o.
Zu Bett gehen, schlafen	Der täglich wiederkehrende Ablauf, z. B. ausziehen, waschen, Zähne putzen, wird sprachlich begleitet s. o.	Gebärde für „Schlafen"; Gutenachtlied, Gutenachtgeschichte/ -vers/-gebet wird gesungen/erzählt	Das Kind lernt, dass der Tag zu Ende geht, Ruhe einkehrt und nach dem Lied/der Geschichte/ dem Gebet geschlafen wird

Beispiel: Gemeinsame Mahlzeiten			
Handlung	**Sprachbegleitung**	**Gebärde/ grafische Symbole**	**Ziel**
Tisch decken	Erst kommt der Teller auf den Tisch. Daneben die Gabel und das Messer. Zum Trinken brauchen wir noch Becher …	Gemeinsames Tischdecken; ein Platzset mit den Symbolen für Teller, Gabel, Messer, Becher kann helfen alleine zu decken	Kinder werden am Alltagsgeschehen beteiligt; Wortschatzerweiterung; ältere Kinder übernehmen Verantwortung und lernen Alltagshandlungen
Tischspruch oder Tischgebet	Piep, piep, piep, guten Appetit *oder* Ich bin die Raupe Nimmersatt, die immer großen Hunger hat und wenn sie was zu essen sieht, dann sagt sie Guten Appetit.	Alle fassen sich an den Händen oder der Tischspruch wird mit Gebärden unterstützt	Kinder lernen zu warten; das Ende des Spruchs zeigt den Start der Mahlzeit an; gemeinsames Essen stärkt das Gefühl von Gemeinschaft
Nahrungsmittel auswählen	Was möchtest du essen? Möchtest du Marmelade oder Käse?	Einsatz von Gebärden für die einzelnen Nahrungsmittel	Wahlmöglichkeiten schaffen
Essen	Schmeckt gut! Ist süß/sauer; kalt/warm; lecker/eklig *und* fertig, mehr, satt	Gebärdeneinsatz vor allem für fertig, mehr, satt	Wortschatzerweiterung; Selbstbestimmung (mehr, fertig, satt); Kommentieren lernen (lecker, eklig)
Spülmaschine ein- und ausräumen oder spülen und abtrocknen	Das Geschirr und Besteck wird benannt. Es werden Aufforderungen gestellt: Gib mir …; räume …;	Gemeinsame Handlung	Wortschatzerweiterung; Alltagsfähigkeiten werden erlernt

Beispiel: Ankommen, Begrüßungen, Verabschiedungen			
Handlung	**Sprachbegleitung**	**Gebärde/ grafische Symbole**	**Ziel**
Ankommens-situationen	Mütze aus, Jacke aus, Schuhe aus oder Tasche aufhängen	Gebärden für Anziehsachen und für An- und Ausziehen. Grafisches Symbol oder Schrift für den Namen am Garderobenplatz	Das Kind lernt selbstständig Jacke und Schuhe auszuziehen. Es lernt sich in der Kita, bei der Oma etc. zu orientieren, indem es selbst seine Sachen aufhängt ...
Begrüßung & Verabschiedung	Guten Tag, Hallo, Grüß Gott, Hi, Gib mir 5, Tschüss, Auf Wiedersehen	Hand geben und anschauen! Winke-Winke-Geste, bei größeren Kindern Handeinschlagen o. Ä.	Das Kind lernt gesellschaftliche Höflichkeitsformen. Wortschatzförderung: Alltagsfloskeln
Nach draußen gehen	Hol die: Tasche, Mütze, Gummistiefel ... Möchtest du ein Fahrzeug mitnehmen? Das Bobby-Car oder den Trecker?	Gebärdeneinsatz und/oder Einsatz von grafischen Symbolen	Wortschatzerweiterung, Selbstständigkeit üben; Wahlmöglichkeiten/Handlungen einfordern
Erzähl mal	Was hast du denn heute im Kindergarten gemacht?	Gemeinsames Hinsetzen, Zeit nehmen für die Kommunikation. Falls das Kind noch nicht ausreichend spricht, muss ein Kommunikationsbuch oder ein elektronisches Kommunikationsgerät (Tablet mit Tagebuch-App) von den Eltern und Erziehern mit den aktuellen Infos gespeist werden.	Kinder wollen erzählen. Sie sollen den Dialog üben. Sie lernen auch über Vergangenes zu erzählen. Wiederholung alltäglicher Handlungen und deren Wörter

| Moderierte Runde Tische: gemeinsam zum Ziel

Inklusion und Teilhabe

Die Wahl der geeigneten Kita oder Schule ist meistens von verschiedenen Bedingungen abhängig. Das jeweilige Konzept der Einrichtung, die Wohnortnähe, das Therapieangebot, Geschwisterkinder oder Freunde tragen sehr unterschiedlich dazu bei, dass Eltern sich für diese oder jene Einrichtung entscheiden.
Unabhängig davon, ob das Kind eine Regeleinrichtung oder eine heilpädagogische Einrichtung, eine Regelschule, eine integrative Schule oder eine Förderschule besucht, das gemeinsame Gespräch zwischen Eltern, Erzieher:innen, Lehrer:innen und Therapeut:innen ist unumgänglich für eine wirksame Förderung des Kindes. Nur wenn alle gemeinsam an einem Strang ziehen, werden die Ressourcen und die Lernmöglichkeiten des Kindes oder des Jugendlichen optimal genutzt und Teilhabe kann gelingen.

Förder- und Teilhabeziele gemeinsam entwickeln

Für die Sprach- und Kommunikationsförderung gilt, wenn das Kind sich in Sprachtherapie befindet, ist genau zu klären, was die konkreten Ziele für die nächsten Monate sind. Die Ziele und auch die Methoden sollten von denjenigen abgestimmt werden, die tagtäglich mit dem Kind den Alltag in der Kita, in der Schule und zu Hause verbringen. Das geht nur durch gemeinsame Förderplangespräche oder durch Runde Tische. Das Ziel der Eltern sollte oberste Priorität haben. Die Sprachtherapie liefert durch die Ergebnisse der Sprach- und Kommunikationsdiagnostik hilfreiche Informationen. Es wird aufgezeigt, wo das Kind in seiner Sprachentwicklung steht und welcher Entwicklungsschritt als nächster zu erwarten sein wird. Die Personen aus dem engen Umfeld (Erzieher:innen, Integrationshelfer:innen, Lehrer:innen etc.) beschreiben das Kind aus der täglichen Alltagsperspektive im Gruppengeschehen. Sie haben meist konkrete Anliegen: „Wir möchten, dass Paul mitteilen kann, mit wem er spielen möchte"; „Sarah soll lernen, aus einem Trinkbecher, anstatt aus der Nuckelflasche zu trinken"; „Ömer spricht zwar viel, er ist aber so unverständlich. Wir wollen ihn besser verstehen."
Alle wollen nur das Beste für das Kind, jedoch verstehen die einzelnen Personen darunter manchmal unterschiedliche Dinge. Für die Eltern ist vielleicht die Verbesserung der Trinkfähigkeit (weg von der Flasche hin zum Becher), für den/die Erzieher:in die selbstständige Spielauswahl mittels Sprache und für den/die Sprachtherapeut:in die Anbahnung von

Zweiwort-Äußerungen bedeutsam. Damit ein gemeinsames Verständnis für das Kind oder den Jugendlichen entsteht und damit möglichst alle an denselben Förderzielen arbeiten, sind regelmäßige transdisziplinäre Austauschtreffen von großer Bedeutung.

Moderierte Runde Tische – MoRTi

Leider sind in Deutschland – anders als beispielsweise in der Schweiz – sogenannte wiederkehrende Runde Tische oder Standortgespräche noch nicht fest im Bildungs- oder Gesundheitssystem etabliert.
Aufgrund unserer langjährigen Erfahrung mit Moderierten Runden Tischen (MoRTi) am Zentrum für Unterstützte Kommunikation Moers (ZUK) und aufgrund der wissenschaftlichen Erkenntnisse zum „Lernen" bei Kindern und Jugendlichen mit Trisomie 21 ist es äußerst hilfreich, wenn das Kind weniger nebeneinander, sondern mehr abgestimmt und miteinander gefördert wird. Kinder und Jugendliche mit Trisomie 21 benötigen sehr viele Wiederholungen und diese am besten in unterschiedlichen Alltagssituationen und mit unterschiedlichen Personen, um nachhaltig neue Dinge zu erlernen. Damit dies sichergestellt wird, müssen konkrete Förderziele und konkrete Vorgehensweisen abgesprochen werden. Wenn in Familie, Frühförderung, Kita, Schule und Therapie dieselben Förderziele verfolgt werden, entsteht für das Kind oder den Jugendlichen eine hochfrequente Wiederholung und damit entstehen gute Entwicklungs- und Lernbedingungen.
Diese Art der Zusammenarbeit nennt man transdisziplinär. Transdisziplinär bedeutet, dass die Eltern und auch die Erzieher:innen eine zentrale Rolle, gleichberechtigt zu den Fachpersonen einnehmen.
Wenn die Kinder von den Eltern und den Erzieher:innen im Alltag sowie von den Therapeut:innen die gleiche Förderung erfahren (z. B. Gebärden, Anbahnung von Blickkontakt), dann erhält das Kind so viel Wiederholung, dass in der Regel relativ schnell Entwicklungsfortschritte zu beobachten sind.

BEISPIEL

Theo, 3 Jahre alt

Theo ist 3 Jahre alt und besucht eine Regel-Kita. Er wird bei uns im Zentrum für Unterstützte Kommunikation (ZUK Moers) vorgestellt, da er noch nicht spricht und zunehmend frustriert wirkt, wenn er nicht verstanden wird.
Nach einer ausführlichen Sprach- und Kommunikationsdiagnostik wird ein Moderierter Runder Tisch in digitaler Form mit den Eltern, den Erzieher:innen, dem/der Heilpädagog:in, der Kita-Begleitung und dem/der Sprachtherapeut:in organisiert.

Das Ziel des Moderierten Runden Tisches ist u. a., gemeinsame Förderziele für die Sprach- und Kommunikationsentwicklung für Theo zu entwickeln und konkret zu vereinbaren. Der digitale Runde Tisch wird von der UK-Beraterin moderiert und in einer ersten Runde berichten alle Teilnehmer:innen, wie es Theo in den unterschiedlichen Alltagssituationen gelingt, zu kommunizieren. Schnell wird deutlich, dass Theo vor allem mit Zeigen und Hingehen deutlich macht, was er haben möchte. Ablehnung zeigt er durch Wegschieben oder Weinen. Es ist ihm noch nicht möglich, sich mit Lautsprache zu verständigen, da er bis jetzt nur zwei Wörter spricht. Die UK-Beraterin berichtet davon, dass er alle Vorausläuferfähigkeiten für den Spracherwerb erworben hat und nun ein guter Zeitpunkt für den Einsatz Lautsprachunterstützender Gebärden (LUG) ist. Die UK-Beraterin erklärt, wie die Sprach- und Kommunikationsförderung mithilfe von Lautsprachunterstützenden Gebärden im Alltag konkret funktioniert. Es wird besprochen, ob und wie die Gebärden im Kita-Alltag, zu Hause, in der Therapie und in der Heilpädagogik eingesetzt werden können. Da noch nicht alle kompetent im Einsatz von LUG sind, wird auch überlegt, wo die Kita-Mitarbeiter:innen die LUG erlernen können. Es wird sich auf eine Gebärdensammlung (SIGNdigital) geeinigt und es wird festgelegt, wer für Theo mithilfe der Webanwendung SIGNdigital individuelle „Gebärdenlisten" anlegt. Danach werden konkrete Gebärden für Theo festgelegt, die künftig von allen Beteiligten im Alltag hochfrequent parallel zum Sprechen eingesetzt werden. Auf dem MoRTi-Protokoll werden die verschiedenen Förderziele dokumentiert und am Ende erhält jeder eine Kopie.

Unter einem Moderierten Runden Tisch (MoRTi) wird das Zusammentreffen von Fachpersonen und Eltern verstanden, mit dem Ziel, konkrete, realistische und zeitlich überschaubare Förder- und Teilhabeziele zu entwickeln. Jeder MoRTi wird von einem/einer Moderator:in moderiert. Die Förder- und Teilhabeziele werden jeweils in einem Protokoll dokumentiert. In der Regel dauert ein MoRTi 90 Minuten und er wird mindestens einmal pro Jahr durchgeführt. Moderierte Runde Tische sichern eine qualitätsgesicherte und ressourcenorientierte Zusammenarbeit und Förderung. Durch die Orientierung an der Internationalen Klassifizierung (ICF), die auch in der Frühförderung genutzt werden muss, wird echte Teilhabe in Kita und Schule gewährleistet.

Der MoRTi ist eine wiederkehrende strukturierte Kommunikationsplattform, die es Eltern, (Heil-)Pädagog:innen, Therapeut:innen, Integrationskräften etc. ermöglicht, gemeinsam einen Weg zu definieren, der dem Kind/Jugendlichen optimale Entwicklungschancen bietet.

ZUSAMMENFASSUNG

„Moderierte Runde Tische" stellen sicher, dass alle mit dem Kind kommunizierenden Fachleute sowie die Eltern dasselbe tun, um das Kind in seiner Sprach- und Kommunikationsentwicklung zu fördern. So werden die (kognitiven) Ressourcen der Kinder und Jugendlichen optimal genutzt, da im Alltag viele Wiederholungen stattfinden und damit förderliche Lernbedingungen geschaffen werden. Die aktive Teilhabe der Kinder und Jugendlichen wird gesteigert, wenn alle an einem Strang ziehen.

LITERATURTIPP

Giel, B. (2021): Moderierte Runde Tische in der pädagogischen und therapeutischen Arbeit. Reinhardt

ERKLÄRFILM

Moderierte Runde Tische kurz erklärt:
https://www.youtube.com/watch?v=0n3rq7tVLvU

Der Weg zur Sprachtherapie

Bei den sprachtherapeutischen Berufsverbänden können Sie nach Therapeut:innen in Ihrer Umgebung suchen. Fragen Sie bei der Kontaktaufnahme mit der sprachtherapeutischen Praxis, ob der Therapeut/die Therapeutin bereits Erfahrungen in der Therapie mit Kindern mit Trisomie 21 hat.

- Deutscher Bundesverband für Logopädie (dbl) e. V.
  Augustinusstr. 11a – 50226 Frechen
  Tel.: 02234/37953-0
  https://www.dbl-ev.de

- Deutscher Bundesverband für akademische Sprachtherapie und Logopädie (dbs) e. V.
  Goethestr. 16 – 47441 Moers
  Tel.: 02841/998191-0
  https://www.dbs-ev.de

Sprachtherapie/Logopädie ist eine Pflichtleistung der Gesetzlichen Krankenversicherung und wird in Deutschland von verschiedenen sprachtherapeutischen Berufsgruppen angeboten. Die von den Krankenkassen zugelassenen Berufsgruppen sind die der Logopädie und die der akademischen Sprachtherapie (Sprachheilpädagogen, klinische Linguisten, klinische Sprechwissenschaftler, Patholinguisten, Atem-, Sprech- und Stimmlehrer).
Da alle Kinder mit Trisomie 21 Spracherwerbsstörungen aufweisen, haben sie ein Anrecht auf Sprachtherapie. Sprachtherapie findet in Deutschland in verschiedenen Institutionen statt, z. B. in:

- Sprachtherapeutischen/logopädischen Praxen
- Frühförderzentren
- Heilpädagogischen Kindertagesstätten
- Förderschulen
- Sozialpädiatrischen Zentren (sind meist nur für Diagnostik zuständig)

Vor der Vorstellung in einer sprachtherapeutischen/logopädischen Praxis ist es notwendig, dass Eltern sich von einem Kinder- oder HNO-Arzt eine Verordnung (Rezept) über Sprachtherapie ausstellen lassen.
Die Sprachtherapie bei Kindern mit Trisomie 21 ist keine Standardtherapie und bedarf aufseiten der Sprachtherapeut:innen besonderer Fort- und Weiterbildungen. Logopäd:innen und Sprachtherapeut:innen erlernen in der Regel Unterstützte Kommunikation (UK),

„Lautsprachunterstützende Gebärden (LUG)“, „Frühes Lesen & Literacy“ sowie „Orofaziale Therapie“ nicht in ihrer Ausbildung oder im Studium. Bei der Suche nach geeigneten Sprachtherapeut:innen sollte nachgefragt werden, ob Fachwissen, Zusatzqualifikationen und Erfahrung in der Sprachtherapie mit Kindern mit Handicaps vorliegen.

Folgendes Vorgehen sollte in der Logopädie/Sprachtherapie beachtet werden:

- umfassende Diagnostik, auch mit angepassten standardisierten Verfahren
- Zusammenarbeit mit Eltern, Erzieher:innen oder ggfs. Lehrer:innen, Frühförder:innen
- wiederkehrende Runde Tische (MoRTi) mit gemeinsamer Festlegung der Förderziele für die nächsten 6–9 Monate
- Anleitung von Eltern und Umfeld

In Deutschland werden seit 2016 Logopäd:innen und Sprachtherapeut:innen als Fachtherapeut:innen Unterstützte Kommunikation ausgebildet. Die Adresse finden sie unter: www.prolog-wissen.de

Schlussgedanken

Das Tor zur gesellschaftlichen Teilhabe ist gelingende Kommunikation. Damit Menschen mit Trisomie 21 mitsprechen und mitbestimmen können, benötigen sie eine verständliche Lautsprache und/oder Unterstützte Kommunikation sowie möglichst auch Schriftsprachkompetenzen. Damit barrierefreie Kommunikation und Teilhabe gelingen, ist es wichtig, in jedem Entwicklungsalter gemeinsam an Förderzielen zu arbeiten. Um die Förderziele und Lernerfolge zu erreichen, sind oft unvorstellbar viele Wiederholungen notwendig. Dies wird nur durch die tragfähige Zusammenarbeit von Eltern, Pädagog:innen, Therapeut:innen und Inklusionsbegleitungen gelingen. Menschen mit Trisomie 21 entwickeln durch diese Lernerfolge Selbstbewusstsein und es bereitet Freude zu sehen, wie viele junge Erwachsene mit Trisomie 21 im Berufsleben ihre Erfüllung finden.

Kinder, Jugendliche und Erwachsene mit Trisomie 21 bereichern unsere Gesellschaft!

Ich wünsche Ihnen viel Freude, Ausdauer und Kreativität bei der Förderung und Begleitung der Kinder und Jugendlichen!

| Adressen von Elternverbänden, Selbsthilfegruppen, Organisationen

Deutschland

- **Deutsches Down-Syndrom InfoCenter**
  Hammerhöhe 3 – 91207 Lauf a.d. Pegnitz
  Tel. +49 (0) 9123 982121 oder 989890
  info@ds-infocenter.de
  www.ds-infocenter.de

- **Arbeitskreis Down-Syndrom e. V.**
  Gadderbaumer Straße 28 – 33602 Bielefeld
  Tel.: +49 (0) 521 442998
  ak@down-syndrom.org
  https://www.down-syndrom.org

- **Down-Syndrom Netzwerk Deutschland e. V.**
  https://down-syndrom-netzwerk.de

- **Kontaktdatenbank nach Bundesländern und Städten**, um Selbsthilfegruppen, Einzelpersonen oder Beratungsstellen vor Ort zu finden:
  https://kontaktdatenbank.down-syndrom-netzwerk.de/

Schweiz

- **insieme – Schweiz/Suisse/Svizzera**
  Aarbergergasse 33
  Postfach 6819 – CH-3001 Bern
  Tel.: +41 (0) 31 300 50 20
  https://www.insieme.ch

Österreich

- **Down-Syndrom Österreich**
  Fadingerstraße 15
  A-5020 Salzburg
  office@down-syndrom.at
  https://www.down-syndrom.at/

Weitere Organisationen

- **EDSA**
  European Disability Forum
  t.a.v. EDSA Secretariat
  Mundo Madou
  Avenue des Arts 7–8
  1210 Brussels, Belgium
  https://www.edsa.eu
  https://www.edsa-deutschland.de

- **DSE**
  Down Syndrome Education International
  6 Underley Business Centre
  Cumbria
  LA6 2DY, UK
  www.downsed.org
  https://www.facebook.com/dseinternational

- **Weitere Links** zu Selbstvertreter:innen, Initiativen, Eltern-Vereinen, Eltern-Gruppen sowie zu großen internationalen Vereinen sind zu finden unter:
  https://www.ds-infocenter.de/information/links/#deutschland

Beratungsstellen für Unterstützte Kommunikation

- **Gesellschaft für Unterstützte Kommunikation e. V.**
  Geschäftsstelle
  Nettelbeckstraße 2
  50733 Köln
  Tel.: +49 (0) 221 - 98945 217
  geschaeftsstelle@gesellschaft-uk.org
  https://www.gesellschaft-uk.org

- **UK-Beratungsstelle mit Spezialisierung auf Menschen mit Trisomie 21**
  Zentrum für Unterstützte Kommunikation Moers gGmbH, ZUK
  Dr. Barbara Giel
  Goethestr. 16 – 47441 Moers
  Tel.: +49 (0) 2841 988912
  info@zuk-moers.de
  https://www.zuk-moers.de

| Bücher- und Zeitschriften

Zeitschriften zum Thema Down-Syndrom

- **Leben mit Down-Syndrom** → zu beziehen über:
  Deutsches Down-Syndrom InfoCenter
  Hammerhöhe 3 – 91207 Lauf a.d. Pegnitz
  Tel.: +49 (0) 9123 982121 oder 989890
  www.ds-infocenter.de

- **Ohrenkuss – da rein, da raus** → zu beziehen über:
  down-town Werkstatt für Kultur und Wissenschaft
  Friedrich-Breuer-Straße 23 – 53225 Bonn
  Tel.: + 49 (0) 228 386 23 54
  www.downtown-werkstatt.de

Liederbücher und Bilderbücher mit Gebärden

- Selbsthilfe Heft: Von Mutter zu Mutter.
  Es ist Handreichung, Aufklärungsarbeit, Selbsttherapie und ein Projekt mit jeder Menge Herz. Ein Heft, das helfen soll → zu beziehen über:
  lavanja gGmbH, In der Gartenstadt 51
  40470 Düsseldorf
  Tanja Thalwitzer und Lara Mars
  info@lavanja.com
  https://www.lavanja.com/vmzm

Butz, B./Mohos, A.-K.: Bilderbücher: „Otto kauft ein", „Otto spielt", „Otto feiert Geburtstag", „Otto geht spazieren". Verlag Kindergebärden

Costrau, A. (2023): Hand in Hand die Welt begreifen: Ein Bildwörterbuch der Gebärdensprache. Klett Kinderbuch

Götze, E./Leber, I./Spiegelhalter, J. (2005): Jetzt geht's richtig los. Karlsruhe: von Loeper

Götze, E./Leber, I./Spiegelhalter, J. (2006): Bis Weihnachten ist's nicht mehr weit! Karlsruhe: von Loeper

Leber, I./Spiegelhalter, J. (2004): Mit den Händen singen. Ein Kinderliederbuch für Groß und Klein mit Gebärden aus DGS, MAKATON oder „Schau doch meine Hände an". Karlsruhe: von Loeper

Singfinger: Liederbuch mit Gebärden. https://web.kestner.de/shop/unterhaltung/singfinger-liederbuch-mit-gebaerden/

Unterstützte Kommunikation

Kaiser-Mantel, H. (2023): Unterstützte Kommunikation in der Sprachtherapie. Bausteine für die Arbeit mit Kindern und Jugendlichen. München: Reinhardt

Kitzinger, A./Kristen, U./Leber, I. (2003): Jetzt sag ich´s Dir auf meine Weise! Karlsruhe: von Loeper

Otto, K./Wimmer, B. (⁶2021): Unterstützte Kommunikation. Ein Ratgeber für Eltern, Angehörige sowie Therapeuten und Pädagogen. Idstein: Schulz-Kirchner Verlag

Frühes Lesen

FlashWords AAC – Software/App zu der Lesemethode „Kleine Schritte". LifeTool Computer aided Communication. Die APP ist für iPad und Windows erhältlich. https://www.lifetool.at/hilfsmittel/lifetool-apps-fuer-ipad-und-windows/flashwords-aac/

Kolb, Ch. & Passon, K.: VerstehenSprechenLesen (VSL) – Erweiterungsset 1 und 2 für ältere Kinder. Köln: PROLOG

Oelwein, P. L. (³2002): Kinder mit Down-Syndrom lernen lesen – Ein Praxisbuch für Eltern und Lehrer. Zirndorf: G & S Verlag

Passon, K./Kolb, Ch./Daubach, M. (2006): VSL – VerstehenSprechenLesen. Ein linguistisches Förderprogramm für geistig behinderte Kinder und Jugendliche sowie Late-Talker (von 2–16 Jahre). Köln: PROLOG

Pieterse, M./Cairns, S. (2002): Kleine Schritte. Frühförderprogramm für Kinder mit einer Entwicklungsverzögerung. Buch 9 Frühes Lesen. Deutsches Down-Syndrom Info-Center, Nürnberg

Förderung Alltagsfähigkeiten und Kognition

Baker, B.L./Brightman, A.J. (2004): Alltagsfähigkeiten. Wie mein Kind lernt zurecht zu kommen. Ein Ratgeber für Eltern und Erzieher. Zirndorf: G & S Verlag Edition 21

Pieterse, M./Treloar, M. (2001): Kleine Schritte. Frühförderprogramm für Kinder mit einer Entwicklungsverzögerung. Macquarie-Frühförderprogramm. 1 (Einführung), 2 (Das Programm für mein Kind), 7 (Persönliche und soziale Fähigkeiten), 8 (Übersicht der Aufeinanderfolgenden Entwicklungsschritte). Deutsches Down-Syndrom InfoCenter.

Wieser, B. (2022): Clever forever. Gedächtnistraining für Menschen mit dem gewissen Extra. www.downsyndromzentrum.at

Zimpel, A. F. (2016): Was wir von Menschen mit Down-Syndrom lernen können. Göttingen: V & R Verlag

Mundmotorik

Adams, I./Struck, V./Tillmanns-Karus, M. (2010): Kunterbunt rund um den Mund. Dortmund: Verlag modernes Lernen

Kallus, A. (2004): MÜO – Myofunktions-Übungs-Ordner: Material zur Diagnostik und Therapie myofunktioneller Störungen ab dem Vorschulalter. Köln: PROLOG

Kittel, A. M. /Förster, N. T. ([12]2020): Myofunktionelle Therapie: Zungenübungen/Lippenübungen/Ansaugübungen/Schluckübungen/Ganzkörperkoordination. Idstein: Schulz-Kirchner Verlag

Glossar

Adenoide: s. Polypen

Adenotomie: s. Polypenentfernung

Artikulationsstörung (auch Aussprachestörung, Dyslalie): s. Aussprachestörung

Aussprachestörung (auch phonetisch-phonologische Störung, Dyslalie): fehlerhafte Lautbildung. Dabei können einzelne Laute oder Lautkombinationen betroffen sein. Einige Kinder lassen Laute aus oder ersetzen sie durch andere Laute. Die Ursachen sind oft unbekannt. Hörstörungen und motorische Probleme können Aussprachestörungen mit verursachen.

Bruxismus: Zähneknirschen

Deutsche Gebärdensprache (DGS): Die deutsche Gebärdensprache ist eine anerkannte eigenständige Sprache mit einer eigenständigen Grammatik. Der Aufbau und die Satzstruktur unterscheiden sich von der deutschen Lautsprache. Sie ist die Sprache der Gehörlosen. Bei Kindern mit Trisomie 21 (T 21) können die Gebärden der DGS zur gebärdenunterstützten Kommunikation verwendet werden, wobei dann aber nur bestimmte Schlüsselwörter im Satz und nicht der ganze Satz gebärdet werden.

Dysgnathie: Kieferfehlstellung

Dysgrammatismus (auch morphologisch-syntaktische Störung): Teil der Sprachentwicklungsstörung. Das Kind erwirbt die grammatischen Regeln fehlerhaft oder bestimmte Regeln auch gar nicht. Verben, Adjektive und Nomen werden nicht in der richtigen Satzstellung und nicht in der richtigen Form benutzt. Bestimmte grammatische Elemente werden ausgelassen oder vereinfacht. Kinder mit T 21 wählen meist einfache Hauptsätze ohne Nebensätze. Einige sprechen auch im sogenannten Telegrammstil.

Eustachische Röhre/Ohrtrompete (auch Eustachi-Röhre, lat.: Tuba auditiva Eustachii): röhrenartige Verbindung zwischen dem Mittelohr und dem Nasen-Rachen. Sie dient dem Druckausgleich zwischen Mittelohr und Nasen-Rachen-Raum. Außerdem werden über die Ohrtrompete Sekrete aus dem Ohr abgeleitet. Bei Kindern kann bei Erkältungskrankheiten die Ohrtrompete aufgrund von Schwellungen der Schleimhäute verengt sein. Dadurch können bakterielle Infektionen aufsteigen und zu einer Mittelohrentzündung (Otitis media) führen.

Eutonisierung: Herstellung einer „normalen“ Muskelspannung

Face-Former: Der aus weichem Kunststoff geformte „Face-Former“ wird in den Mundvorhof, d.h. hinter den Lippen und vor den Zähnen, eingesetzt. Danach erfolgen verschiedene Übungen zur Stärkung und Harmonisierung der Muskelfunktionen, die für Kauen, Schlucken, Sprechen, Atmung, Zahnstellung sowie Mimik, Hautspannung, Kopf- und Körperbalance von besonderer Bedeutung sind. (www.face-former.de)

Facio-orale Trakt Therapie F.O.T.T.®: Die Facio-orale Trakt Therapie nach Kay Coombes basiert auf dem Bobath-Konzept. Sie ist bei allen neurologisch bedingten Störungen des Mund-/Gesichtsbereichs anwendbar. Inhalt sind die Diagnostik und Therapie der Atmung, des Schluckens sowie der Mimik und Mundmotorik. Die Therapie kann von verschiedenen Berufsgruppen (Physiotherapie, Sprachtherapie, Ergotherapie, Pflege) angewendet werden. Infos unter www.formatt.org

Fokuswörter: Fokuswörter sollen den Aufbau des Wortschatzes unterstützen. Es werden jeweils 5–6 Wörter ausgesucht, die hochfrequent im Alltag von möglichst vielen Kommunikationspartner:innen verstärkt benutzt werden. Durch Modelling sollen diese Wörter dem Kind oder Jugendlichen verstärkt präsentiert werden. Die Fokuswörter umfassen einen Zielwortschatz von ungefähr 100 Wörtern, wobei viele Wörter aus dem Kernvokabular stammen.

Frühes Lesen: Die Methode „Frühes Lesen" unterstützt Kinder mit Trisomie 21 dabei, die Lautsprache zu verbessern sowie den Wortschatz zu erweitern und sie bereitet die Kinder auf den Leseerwerb in der Schule vor. Die Kinder werden mit der Ganzwortlesemethode gefördert. Ziel ist nicht, den Kindern das sinnentnehmende Lesen beizubringen, sondern sie im Spracherwerb zu fördern. Da sie besser visuell als auditiv abspeichern können, ist gerade Schrift für sie eine gute Speicher- und Lernhilfe.

Funktionsspiel: bezeichnet das Verhaltensmuster eines Kindes im ersten Lebensjahr, in dem es einen entdeckten Effekt, der ihm Freude bereitet, durch Wiederholung immer wieder erneut herbeizuführen und ihn zu beherrschen versucht.

Gaumenplatte: Die Gaumenplatte ist eine aus Kunststoff gefertigte Oberkieferplatte, die nur in Verbindung mit der Orofazialen Regulationstherapie nach Castillo Morales & Brondo eingesetzt wird. Durch mehrmaliges Tragen am Tag soll die mit Stimulatoren versehene Platte den Mundschluss, die normale Zungenruhelage sowie die Eutonisierung der gesamten Mundmotorik fördern.

Gebärdenunterstützte Kommunikation GuK: Eine von Etta Wilken zusammengestellte Gebärdensammlung zur Förderung von Kindern mit Trisomie 21 (T 21). Der Ansatz wurde in den 1990er Jahren entwickelt. Das Material (Grundwortschatz 1 und 2) enthält 600 Gebärden, die sich allerdings im Schwerpunkt auf das Randvokabular der deutschen Sprache beziehen. Es ist vor allem der Verdienst von Etta Wilken, dass es heute zum Standard gehört, Kinder mit T 21 mit Lautsprachunterstützenden Gebärden (LUG) zu fördern.

Hypästhesie (gr. aisthesis: Empfindung): herabgesetzte Berührungsempfindung

Hypersalivation (s. Salivation, Speichelfluss): zu hohe Speichelproduktion, sodass der Speichel aus dem Mund läuft. → **Kinder mit T 21 haben meistens eine normale Speichelproduktion, aber aufgrund der offenen Mundhaltung und einer herabgesetzten Schluckaktivität läuft der Speichel aus dem Mund.**

Hypertonie: erhöhte Muskelspannung

Hypotonie: herabgesetzte Muskelspannung, viele Kinder mit T 21 zeigen eine hypotone Muskelspannung im Gesamtkörper und im Mund-/Gesichtsbereich

Intelligenz (s. Kognition): Bei Kindern mit T 21 haben Untersuchungen gezeigt, dass die kognitiven Leistungen ständig zunehmen, das Entwicklungstempo jedoch stark verlangsamt ist.

Kernvokabular: Unsere Sprache besteht aus Kernvokabular und aus Randvokabular. Zum Kernvokabular zählen die am häufigsten verwendeten 200–300 Wörter und es macht ca. 80 % der gesprochenen Wörter aus. Zum Kernvokabular zählen viele kleine Wörter wie beispielsweise /ich/, /du/, /noch mal/, /fertig/, /auch/. Das Kernvokabular wird bei allen Themen gebraucht und ist situations- und themenunabhängig. Deshalb sollten in der Sprachförderung von Kindern und Jugendlichen vor allem Wörter aus dem Kernvokabular gefördert werden. Dies gilt vor allem auch für die Auswahl der Gebärden bei der Förderung mit Lautsprachunterstützenden Gebärden (LUG).

Kognition (lat. cognoscere: erkennen, erfahren): die Fähigkeit von Menschen zur Informationsverarbeitung und -gestaltung. Kognition wird häufig mit Denken übersetzt. Die Kognition setzt sich u. a. aus verschiedenen Fähigkeiten zusammen: Aufmerksamkeit, Erinnerung, Lernen, Planen, Orientierung, Vorstellungsvermögen, Kreativität. Auch die Fähigkeiten zur Selbstwahrnehmung und zum Selbstbewusstsein sowie zum eigenen Willen können der Kognition zugeordnet werden. Menschen mit T 21 haben in der Regel eingeschränkte kognitive Fähigkeiten.

Korrektives Feedback: Beim korrektiven Feedback werden Sprech-/Sprachfehler des Kindes nicht verbessert. Das Kind wird auch nicht zum Nachsprechen des richtigen Wortes aufgefordert, sondern der Gesprächspartner setzt ein korrigierendes Wiederholen ein. Kind: „Da Tu!“ Mutter: „Wo siehst du eine Kuh?“ Oder: „Ja, da ist eine große Kuh!“

Lautsprachunterstützende Gebärden (LUG): Bei Lautsprachunterstützenden Gebärden werden beim Sprechen gleichzeitig wichtige Wörter (Schlüsselwörter) gebärdet. Da Kinder mit Trisomie 21 häufig erst verspätet Lautsprache erwerben, können sie durch LUG lernen, wichtige Bedürfnisse und Wünsche mitzuteilen. Mit den Gebärden wird die gemeinsame Aufmerksamkeit gefördert und sie können durch die gleichzeitige Präsentation von gesprochenem Wort und sichtbarer Gebärde die Wörter schneller erlernen. Die Gebärden sollten aus der Gebärdensprache des jeweiligen Herkunftslandes entnommen werden. In Deutschland sollten die Gebärden aus der Deutschen Gebärdensprache (DGS) entnommen werden. Es sollten vor allem Wörter aus dem sogenannten Kernvokabular gebärdet werden.

Lexikon: Als Lexikon wird der Wortschatz eines Kindes bezeichnet. Beim Wortschatz unterscheidet man das Wortverständnis (Sprachverständnis = passiver Wortschatz)

und die Wortproduktion (aktiver Wortschatz). Das Wort-/Sprachverständnis ist immer größer als die Wortproduktion.

Makroglossie: teilweise oder vollständige Vergrößerung der Zunge. → **Die meisten Kinder mit T 21 haben keine Makroglossie, aufgrund der geringen Muskelspannung in der Zunge und dem relativ kleinen Mundraum erscheint die Zunge jedoch vergrößert. Dies wird als Pseudomakroglossie bezeichnet.**

Mittelohrentzündung (Otitis media), Akute Mittelohrentzündung (Otitis media acuta): eine durch bakterielle oder virale Infektion ausgelöste, i. d. Regel schmerzhafte Entzündung der Schleimhäute des Mittelohrs. Bei Kindern tritt sie auf, da die Ohrtrompete (Eustachische Röhre) noch kurz und weit ist, sodass Bakterien aus dem Nasen-Rachen-Raum leicht aufsteigen können. → **Da Kinder mit T 21 aufgrund einer reduzierten Schmerzempfindung häufig den Schmerz nicht spüren, melden sie sich nicht, obwohl sie eine Mittelohrentzündung haben. Nicht behandelte Mittelohrentzündungen können Hörstörungen hervorrufen. Wiederkehrende und nicht erkannte Mittelohrentzündungen können zu chronischen Hörproblemen, der sogenannten Schallleitungsstörung (s. u.) führen.**

Modelling: Kinder und Jugendliche benötigen „Vorbilder“, um Kommunikation und vor allem die Kommunikation mit alternativen Kommunikationsformen (Gebärden, Talkern etc.) zu erlernen. Modelling bezeichnet das Nutzen, Vormachen und ggfs. Mitnutzen von alternativen Kommunikationsformen durch die Kommunikationspartner:innen. Nur wenn beispielsweise das Umfeld hochfrequent beim Sprechen, Singen, Spielen, Bilderbuchbetrachten Lautsprachunterstützende Gebärden (LUG) einsetzt, können die Kinder Gebärden als Kommunikationsform erlernen.

Moderierte Runde Tische (MoRTi): Das Konzept der Moderierten Runden Tische (MoRTi) hilft dabei, die Zusammenarbeit der Pädagog:innen, Therapeut:innen und der Eltern, Angehörigen und Betroffenen zu koordinieren, damit mehr miteinander und weniger nebeneinander gearbeitet wird. Anhand eines Moderationszyklus werden bei MoRTi konkrete Förder- und Teilhabeziele für das Kind oder den Jugendlichen formuliert, die von allen Beteiligten (Eltern, Erzieher:innen, Lehrer:innen, Therapeut:innen etc.) verfolgt werden. Runde Tische können vor Ort in den Einrichtungen oder auch digital stattfinden.

Mundvorhofplatte (MVP): Die aus weichem oder hartem Kunststoff geformte MVP ist ein kieferorthopädisches Gerät, das bei ungünstigen Gewohnheiten (Habits) wie zum Beispiel Daumenlutschen, aber auch bei Mundatmung und offener Mundhaltung zum Einsatz kommt.

myofunktionell: die Muskelfunktionstherapie betreffend

Myofunktionelle Therapie (MFT): Mund- und Gesichtstherapie mit dem Ziel, die Muskelspannung und die Empfindungen im Gesicht, an Lippen, Zunge, Kiefer etc. zu normalisieren und ein muskuläres Gleichgewicht herzustellen

Mutismus (auch (s)elektiver Mutismus, psychogenes Schweigen): Obwohl keine organische oder andere Ursache vorliegt, spricht das Kind nur mit ausgewählten Personen. Beim totalen Mutismus verweigert das Kind vollständig die Lautsprache.

Objektpermanenz: Die kognitive Fähigkeit von Kindern, zu wissen, dass ein Objekt (ein Gegenstand, eine Person) auch dann weiterhin existiert, wenn es für das Kind nicht mehr sichtbar ist und sich außerhalb des Wahrnehmungsfeldes befindet, entwickelt sich im ersten Lebensjahr. Mit dem sogenannten Versteck-Spiel (Guck-Guck-Spiel) wird beispielsweise die Objektpermanenz gefördert.

Offener Biss: Kieferfehlstellung, bei der sich bei geschlossenem Ober- und Unterkiefer die Zähne im Frontzahnbereich nicht berühren

Orofazial (lat.: os = Mund, facies = Gesicht): den Mund- und Gesichtsbereich betreffend

Orofaziale Dysfunktion: Störungen der Muskelspannung, der Muskelfunktion und/oder der Bewegungsabläufe im Mund- und Gesichtsbereich. Bei Kindern mit T 21 können beispielsweise eine offene Mundhaltung, hypotone Lippen, falsche oder mangelnde Schluck- und Kaubewegungen auftreten.

Orofaziale Regulationstherapie (ORT): eine von den Rehabilitationsmedizinern R. Castillo-Morales und J. Brondo entwickelte Therapie zur Förderung der sensorischen und motorischen Fähigkeiten im orofazialen (Mund-/Gesichts-)Bereich

Otitis media: s. Mittelohrentzündung

Parazentese: kleiner Schnitt ins Trommelfell durch den HNO-Arzt, damit Sekret abfließen kann. Wird auch vor dem Einsetzen der Paukenröhrchen durchgeführt.

Paukenröhrchen (Kragenknopf): Die Röhrchen werden zur Belüftung des Mittelohres und zum Abfließen von Sekret beim Mittelohrerguss/Paukenerguss eingesetzt. Bei Kindern werden Paukenröhrchen meist in kurzer Vollnarkose eingesetzt. Sie dienen bei Kindern mit T 21 u. a. zur Vorbeugung von Schallleitungsschwerhörigkeiten.

Phonembestimmtes Manualsystem (PMS): Beim PMS repräsentieren verschiedene Handzeichen einen Laut. Es wird als sichtbare Hilfe in der Artikulationstherapie eingesetzt.

Polypen (Adenoide, Adenoide Wucherungen, Rachenmandeln): Je nach Größe und Sitz der Polypen können die Kinder nicht durch die Nase atmen. Sie schnarchen und haben eine typische offene Mundhaltung mit Mundatmung. Dadurch kann ein Teufelskreis entstehen, da die Kinder häufiger erkältet sind, falsch schlucken und Kieferfehlstellungen entstehen können. Einige Kinder näseln dann beim Sprechen. Je nach Befund wird eine Entfernung der Polypen (Adenotomie) in Vollnarkose durchgeführt, teilweise auch in Kombination mit dem Einsetzen von Paukenröhrchen (s. o.).

Polypenentfernung (Adenotomie): Entfernung der Polypen/Adenoide/Rachenmandeln durch den/die Hals-Nasen-Ohren-Arzt/Ärztin oder Phoniater:in in Vollnarkose

Poltern: Poltern gehört zu den Redeflussstörungen. Die Symptome sind schnelles, hastiges und undeutliches Sprechen.

Progenie: Kieferfehlstellung, bei der der Unterkiefer vor dem Oberkiefer steht

Randvokabular: Im Gegensatz zum Kernvokabular besteht das Randvokabular aus themenspezifischen Wörtern. Es besteht aus vielen Hauptwörtern (Substantiven), aber auch aus Adjektiven und Verben, die nicht so häufig in der jeweiligen Sprache genutzt werden. Das Randvokabular kann in verschiedene Alltagsthemen wie beispielsweise /Nahrungsaufnahme/, /Körper/, /Tiere/ etc. unterteilt werden. Die sorgfältige Auswahl von Kern- und Randvokabular sollte bei der Förderung möglichst interdisziplinär erfolgen (s. Moderierte Runde Tische).

Redeflussstörungen (Stottern, Poltern): s. Stottern, Poltern

Reflux: Rückfluss von Mageninhalt in die Speiseröhre. Bei Kindern mit T 21 kann aufgrund von Muskelproblemen der Speiseröhre/des Magens dieser Reflux häufiger auftreten. Gedeiht das Kind normal und hält sich das „Spucken" in Grenzen, ist keine weitere Diagnostik notwendig. Ansonsten sollte eine medizinische Abklärung (z. B. Verdacht auf Hiatushernie = „Zwerchfellbruch") erfolgen. Kleine Hilfen sind:

- nach dem Trinken das Kind in einer aufrechten Position halten
- kleinere Mengen anbieten (vgl. Leben mit DS 2006, Nr. 52, 13/14)

Runde Tische: s. Moderierte Runde Tische (MoRTi)

Salivation: s. Speichelfluss

Schallleitungsschwerhörigkeit (Schallleitungsstörung, Mittelohrschwerhörigkeit): Bei dieser Form der Schwerhörigkeit ist die Schallübertragung im Mittelohr oder im äußeren Ohrbereich gestört. Bei Kindern mit T 21 sind häufige Ursachen Mittelohrentzündungen oder Paukenergüsse/Mittelohrergüsse. → **Schallleitungsschwerhörigkeiten sind eine häufige Ursache für Sprachstörungen! Zur Vorbeugung von Schallleitungsschwerhörigkeiten werden bei Kindern mit wiederkehrenden Mittelohrentzündungen je nach Befund Paukenröhrchen (s. o.) eingesetzt. Regelmäßige HNO-Arzt-Besuche sind bei Kindern mit T 21 zwingend notwendig.**

Semantik: Wortbedeutung. Kinder lernen keine leeren Worthülsen, sondern die Bedeutung eines Wortes, indem sie die Zusammenhänge zwischen einem Wort und dem bezeichneten Gegenstand oder der bezeichneten Sache/Handlung/Form/Farbe verstehen.

Snijders-Oomen Nicht-verbale Intelligenztestreihe (SON): Ein Intelligenztest für Kinder, der nonverbal, d. h. ohne gesprochene oder geschriebene Sprache, durchgeführt werden kann. Er ist bei Kindern mit T 21 anwendbar, da das Kind weder sprechen, lesen noch schreiben können muss.

Speichelfluss (Salivation/Hypersalivation): Herauslaufen des Speichels aus dem Mund. Aufgrund der offenen Mundhaltung und der Tatsache, dass einige Kinder mit T 21 weniger häufig schlucken, wird der Speichel nicht abtransportiert, sondern verbleibt im Mund und läuft heraus.

Sprachentwicklungsstörung (SES): Eine Sprachentwicklungsstörung ist eine Störung der Sprachentwicklung, die auf meistens allen sprachlichen Ebenen (Aussprache, Wortschatz, Grammatik/Satzbau, Kommunikation) auftreten kann. Es wird zwischen einer Spezifischen Sprachentwicklungsstörung (SSES) ohne eine organische, kognitive oder emotionale Verursachung und einer Sprachentwicklungsstörung (SES) mit einer organischen oder kognitiven Verursachung unterschieden.

Stottern: Stottern gehört zu den Redeflussstörungen. Wiederholungen, Pausen, Dehnungen im Sprechablauf, Sprechanstrengung und Vermeidungsverhalten sind mögliche Symptome.

Symbolverständnis: Aufbauend auf der Fähigkeit der Objektpermanenz entwickeln Kinder in den ersten Lebensjahren durch verschiedene (Spiel-)Handlungen das Verständnis, dass ein Symbol, zum Beispiel ein Wort, eine Gebärde oder ein Zeichen, für etwas verwendet wird, das nicht sichtbar/gegenwärtig da sein muss. Das Kind entwickelt eine Vorstellung von etwas.

Symbolspiel: Das Kind spielt bestimmte Handlungen nach. Es führt sogenannte So-tun-als-ob-Spiele durch. Voraussetzung für das Symbolspiel ist die Objektpermanenz.

Syntax: Satzbildung, Lehre von der Satzbildung

Transdisziplinäre Zusammenarbeit: Die Eltern und Erzieher:innen nehmen bei der Förderung des Kindes eine zentrale Rolle ein, gleichberechtigt zu den (therapeutischen) Fachpersonen.

Triangulärer Blickkontakt (auch referentieller Blickkontakt): Das Kind bildet mit seinem Blick ein Dreieck zwischen sich selbst, einer anderen Person und einem Gegenstand. Es kommuniziert mit dem Blick mit der anderen Person über den Gegenstand. Der trianguläre Blickkontakt ist ein wichtiger Entwicklungsschritt in der Sprachentwicklung und zählt als Vorausläuferfähigkeit für den Spracherwerb.

Unterstützte Kommunikation (UK): Sie umfasst alle Methoden, die Menschen mit fehlender oder nicht ausreichender Lautsprache helfen, die Kommunikationsmöglichkeiten zu erweitern. Es werden körpereigene Methoden (Gesten, Gebärden, Laute, Mimik, Augenbewegungen), externe/nicht-elektronische Methoden (Symbolkarten, Wortkarten, Kommunikationsbücher, Schrift) und elektronische Methoden (einfache Taster, Talker/Computer mit Sprachausgabe) unterschieden.

Velum: Gaumensegel/weicher Gaumen

Verbale Entwicklungsdyspraxie VED (auch kindliche Sprechapraxie, Entwicklungsdyspraxie): Störung der Planung und Programmierung von Sprechbewegungen, sodass es zu

Aussprachefehlern kommt. Diese sind aber anders als bei einer Aussprachestörung variabel und nicht vorhersagbar. Oft ist die gesamte Sprachproduktion stark beeinträchtigt, das Sprachverständnis aber altersentsprechend gut.

visuell: das Sehen betreffend

Viszerales Schlucken (auch frontales Schlucken): Beibehalten des frühkindlichen Schluckmusters, welches gegen und zwischen die Frontzähne gerichtet ist, statt gegen den Gaumen

Zahnaplasie: Nichtanlage von Zähnen; bei Kindern mit T 21 können der 2. Schneidezahn, der 2. kleine Backenzahn und der letzte Backenzahn nicht angelegt sein

Zungendiastase: Auseinanderweichen der rechten und linken Zungenmuskulatur, sodass bei Vorwärtsbewegung der Zunge der mittlere Zungenteil sich hervorwölbt